子どもの幸せは腸が7割

3才までで決まる！
最強の腸内環境のつくりかた

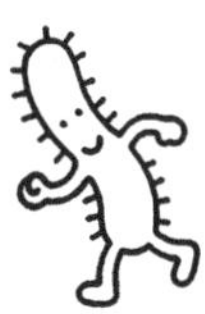

監修 藤田紘一郎

西東社

はじめに

「赤ちゃんは何でもなめる」のは、なぜか考えたことがありますか。
それには深い意味があります。
病気になるのも、元気になるのも、腸がすべてを決めているんです。
腸と腸内細菌のはたらきは、左のとおり。

❶ 病原体を排除します。
❷ 食物繊維を消化します。
❸ ビタミンB・Kを合成します。
❹ ホルモンや酵素の合成をします。
❺ 幸せ物質(ドーパミン・セロトニン)を合成します。
❻ 免疫力の70%を担います。

このように、腸とそこにすむ腸内細菌は、

私たちの健康になくてはならないものなのです。
腸内細菌は、生後3年までに、どんな菌が腸にすみつくのかが決まります。
赤ちゃんが何でもなめるのは、3才までに多種多様な菌を取り込んで、
自分の健康を守ろうとする行為なのです。
3才までに取り込んだ腸内細菌の種類や数が多いほど、
将来にわたって、その子の体も心も健全に保たれるというわけです。
つまり、3才までによい腸内環境をつくることができれば、
一生涯を幸せに生き抜ける確率が高まるのですね。
この本では、どうすれば多種多様な腸内細菌を
取り込むことができるかを、わかりやすく解説しています。
この本を読んで、あなたの大切なお子さんの一生の土台づくりに
活用していただければ幸いです。

東京医科歯科大学名誉教授　藤田紘一郎

PROLOGUE

赤ちゃんがやってきて ふしぎな先生＆菌たちと出会った！

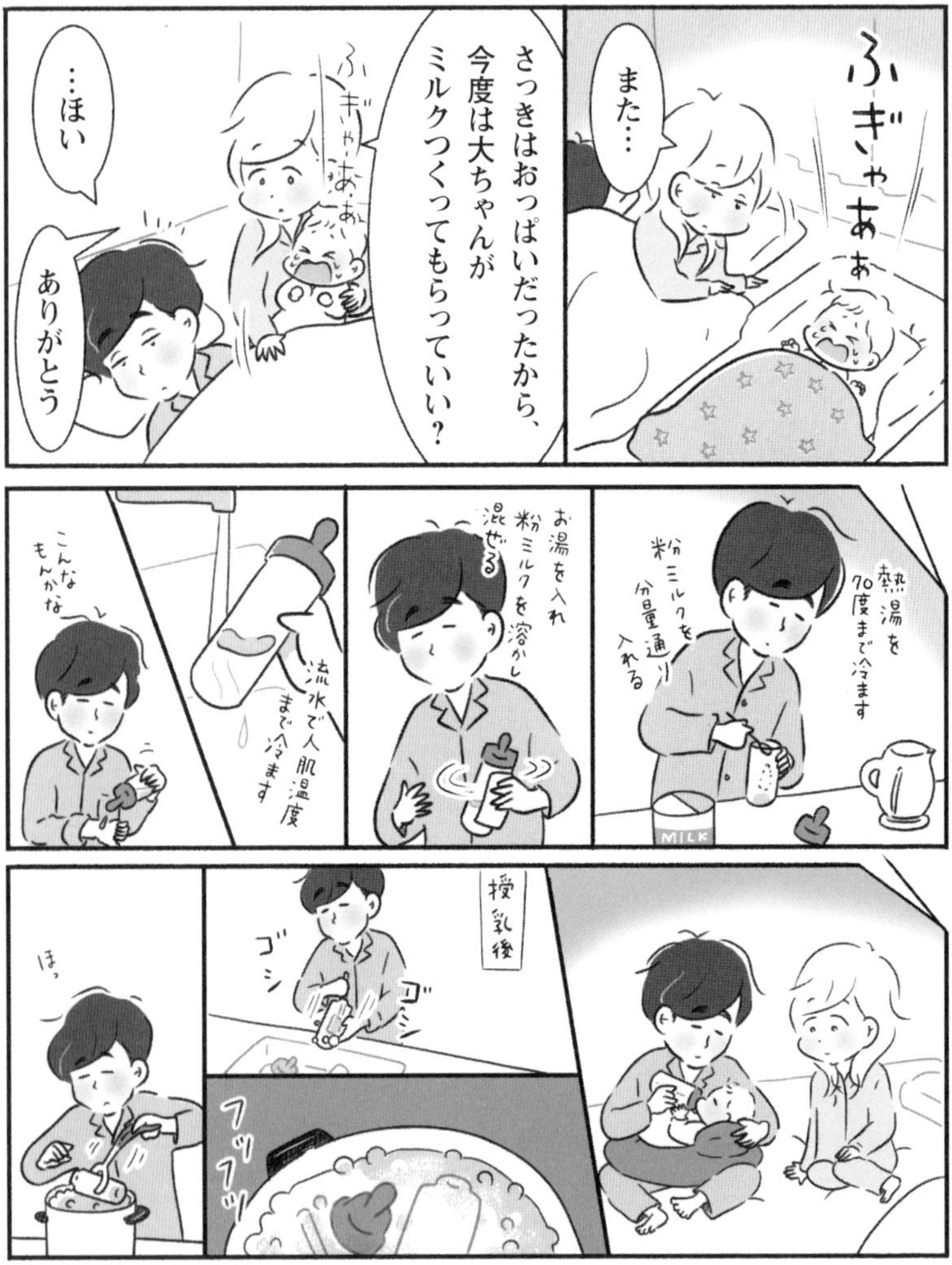

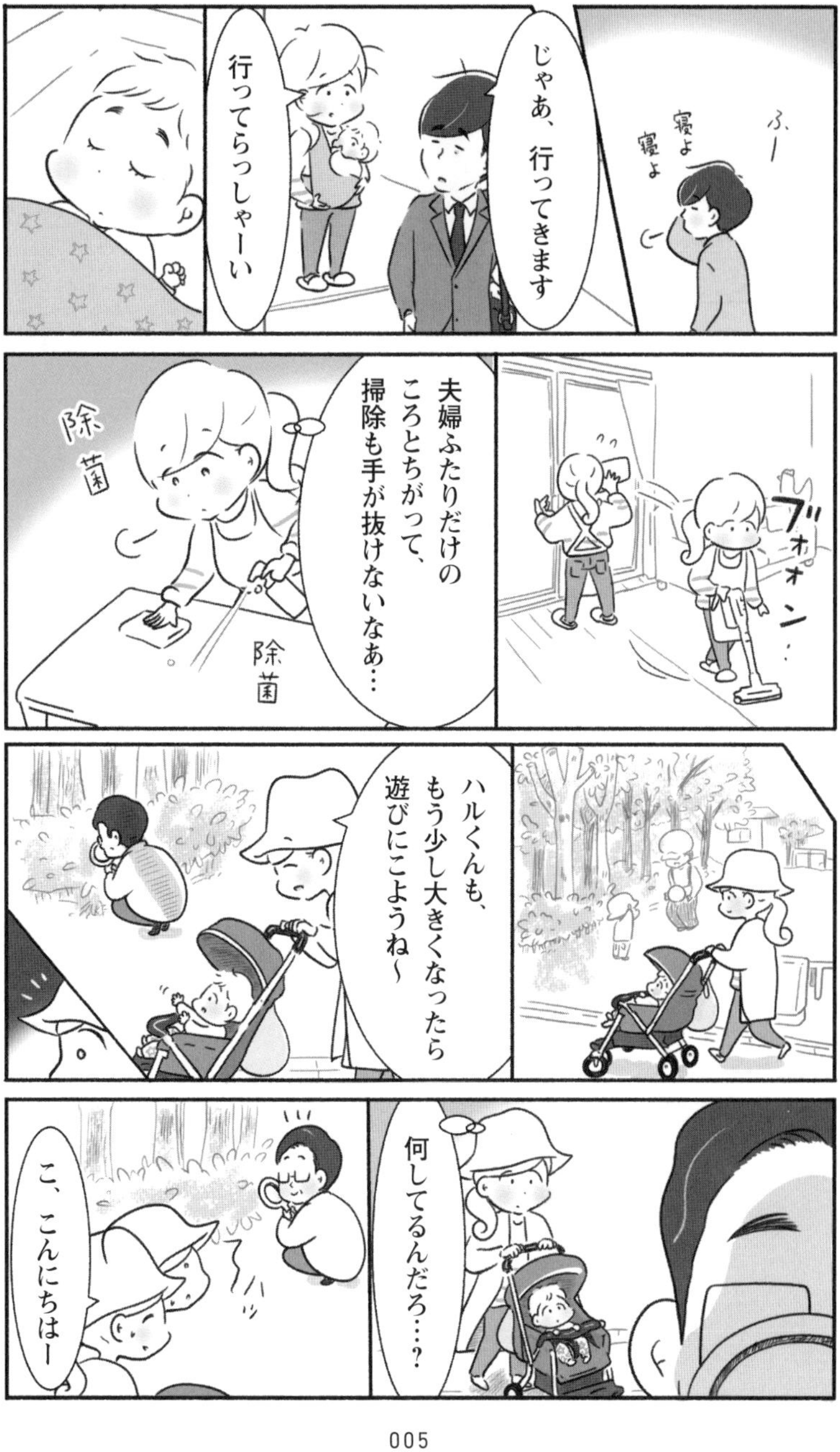
ふー
寝よ 寝よ
じゃあ、行ってきます
行ってらっしゃーい
ブォォン…
夫婦ふたりだけのころとちがって、掃除も手が抜けないなあ…
除菌
除菌
ハルくんも、もう少し大きくなったら遊びにこようね〜
何してるんだろ…？
ハッ
こ、こんにちはー

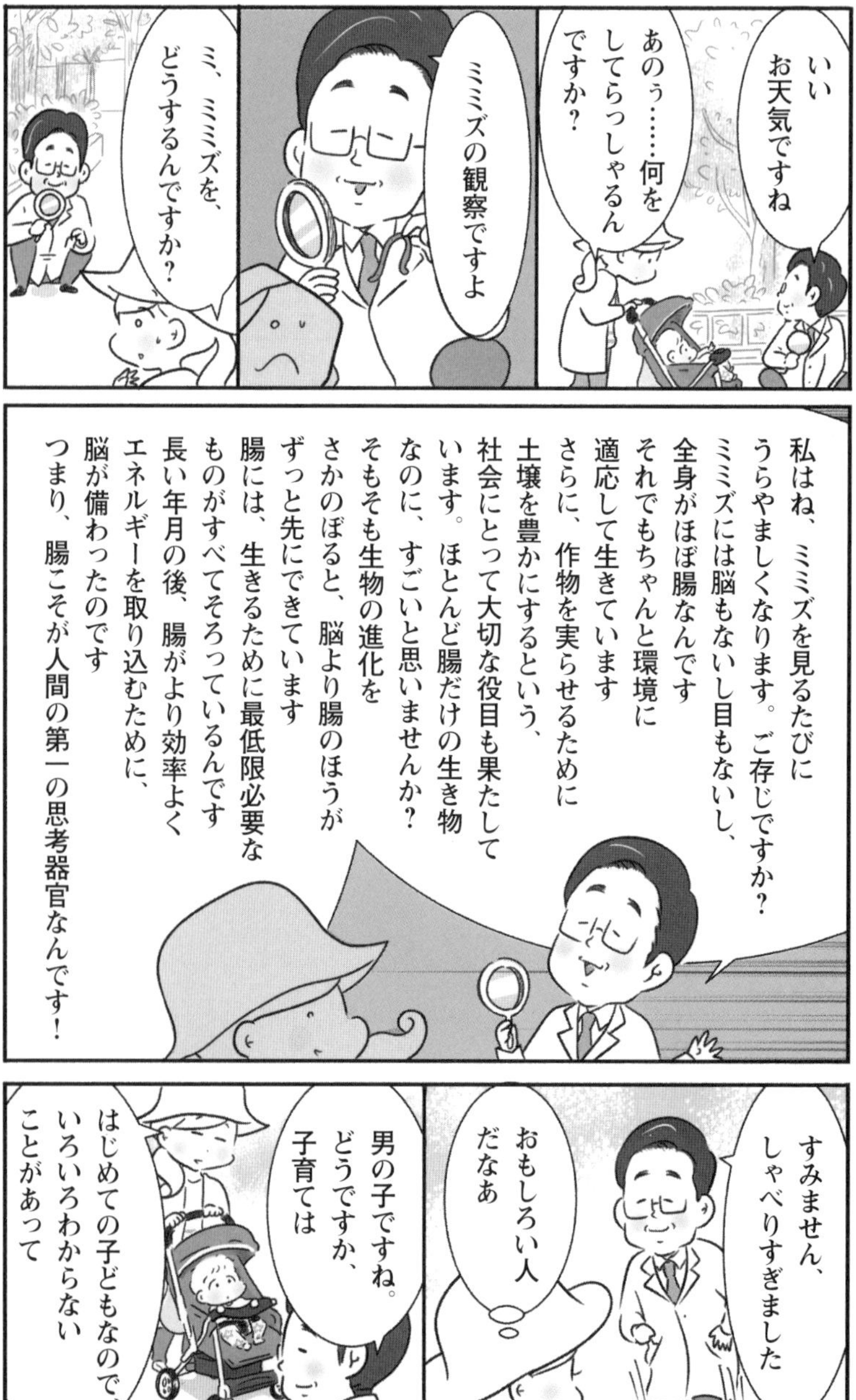

いい お天気ですね
あのぅ……何をしてらっしゃるんですか？
ミミズの観察ですよ
ミ、ミミズを、どうするんですか？
私はね、ミミズを見るたびにうらやましくなります。ご存じですか？ ミミズには脳もないし目もないし、全身がほぼ腸なんです それでもちゃんと環境に適応して生きています さらに、作物を実らせるために土壌を豊かにするという、社会にとって大切な役目も果たしています。ほとんど腸だけの生き物なのに、すごいと思いませんか？ そもそも生物の進化をさかのぼると、脳より腸のほうがずっと先にできています 腸には、生きるために最低限必要なものがすべてそろっているんです 長い年月の後、腸がより効率よくエネルギーを取り込むために、脳が備わったのです つまり、腸こそが人間の第一の思考器官なんです！
すみません、しゃべりすぎました
おもしろい人だなあ
男の子ですね。どうですか、子育ては
はじめての子どもなので、いろいろわからないことがあって

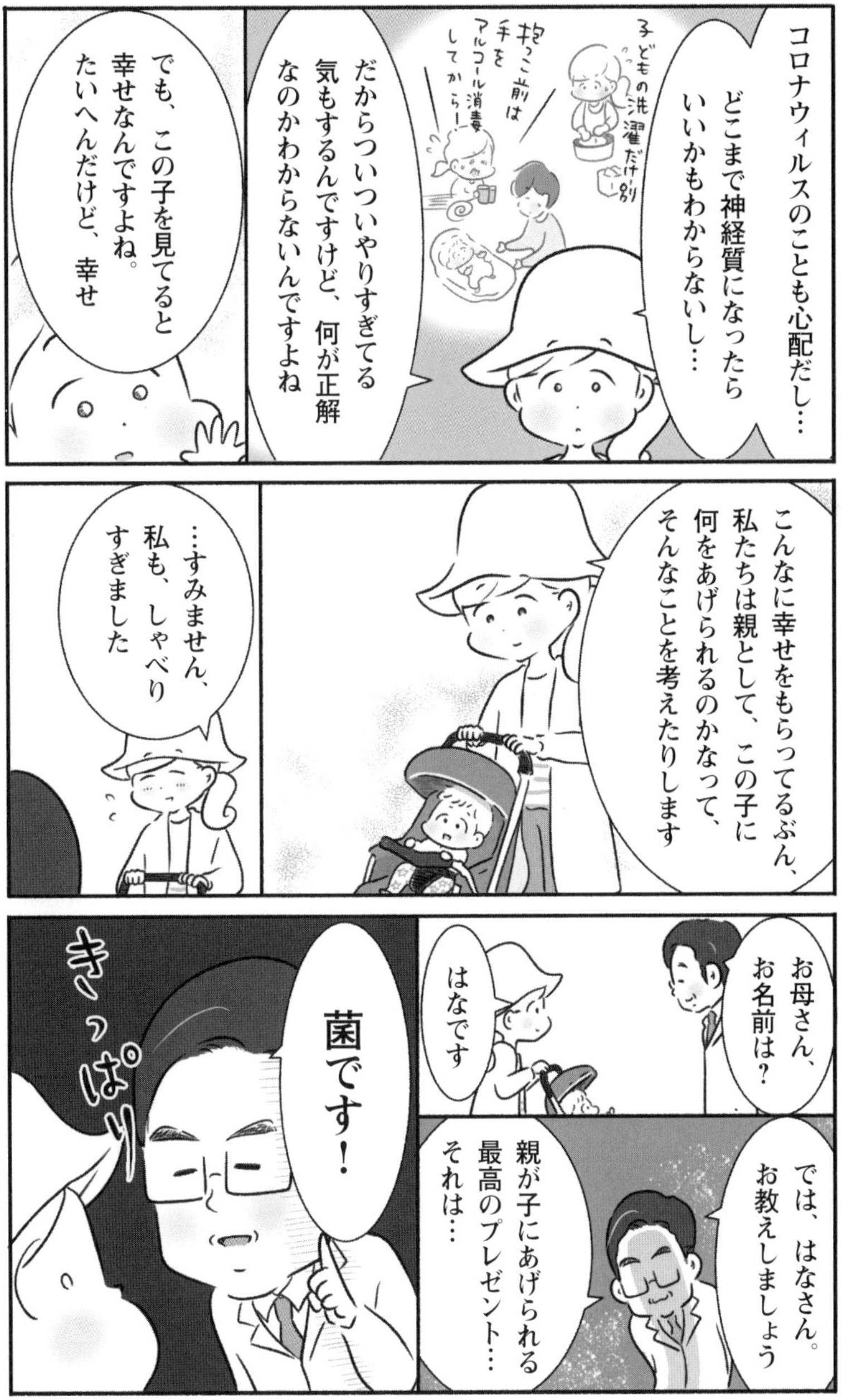
コロナウィルスのことも心配だし…
どこまで神経質になったら いいかもわからないし…
子どもの洗濯だけ別
抱っこ前は 手を アルコール消毒 してから!
だからついついやりすぎてる 気もするんですけど、何が正解 なのかわからないんですよね
でも、この子を見てると 幸せなんですよね。 たいへんだけど、幸せ
こんなに幸せをもらってるぶん、 私たちは親として、この子に 何をあげられるのかなって、 そんなことを考えたりします
…すみません、 私も、しゃべり すぎました
お母さん、 お名前は?
はなです
では、はなさん。 お教えしましょう
親が子にあげられる 最高のプレゼント… それは…
菌です!
きっぱり

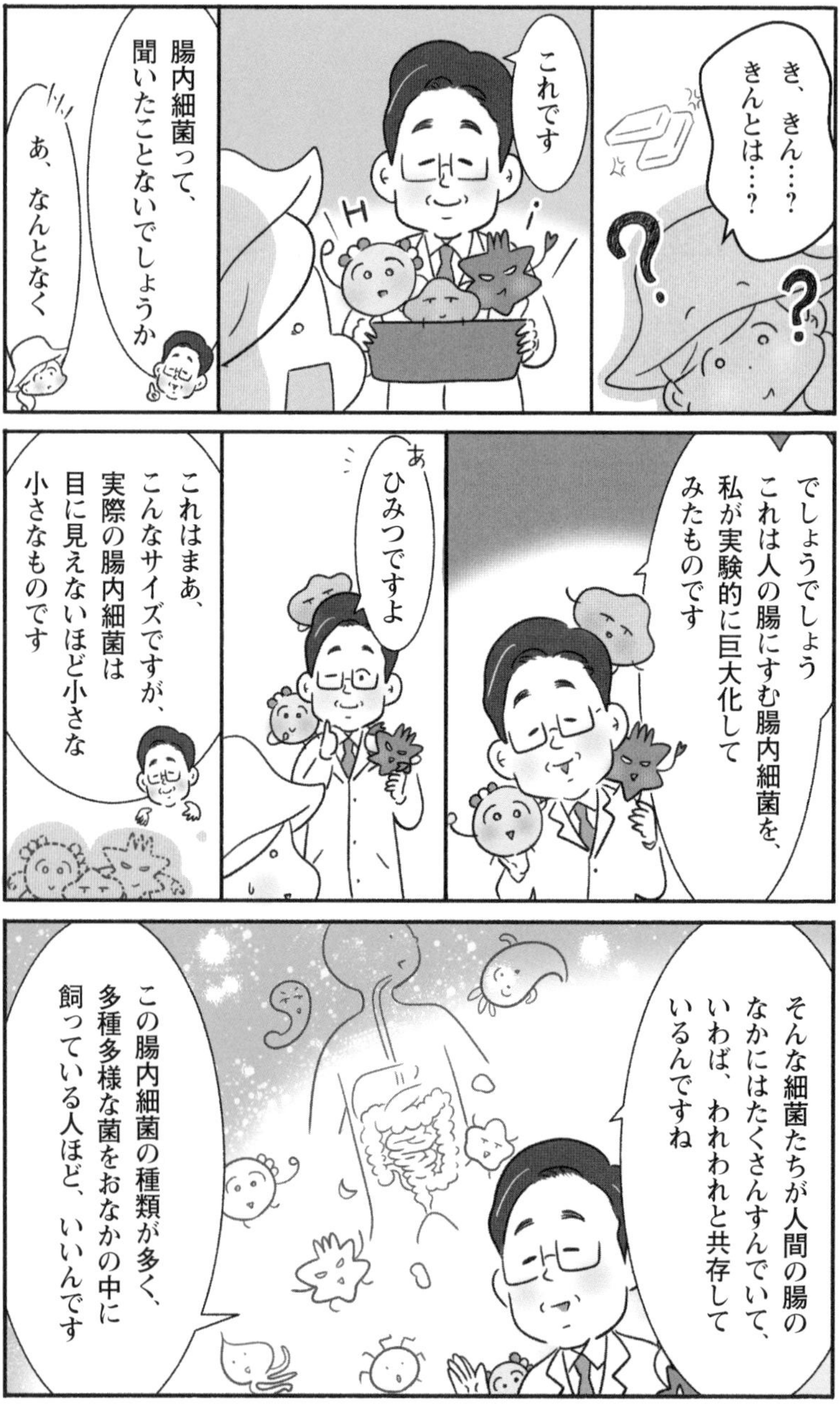
き、きん……？
きんとは……？
これです
腸内細菌って、
聞いたことないでしょうか
あ、なんとなく
でしょうでしょう
これは人の腸にすむ腸内細菌を、
私が実験的に巨大化してみたものです
あ
ひみつですよ
これはまあ、
こんなサイズですが、
実際の腸内細菌は
目に見えないほど小さな
小さなものです
そんな細菌たちが人間の腸の
なかにはたくさんすんでいて、
いわば、われわれと共存して
いるんですね
この腸内細菌の種類が多く、
多種多様な菌をおなかの中に
飼っている人ほど、いいんです

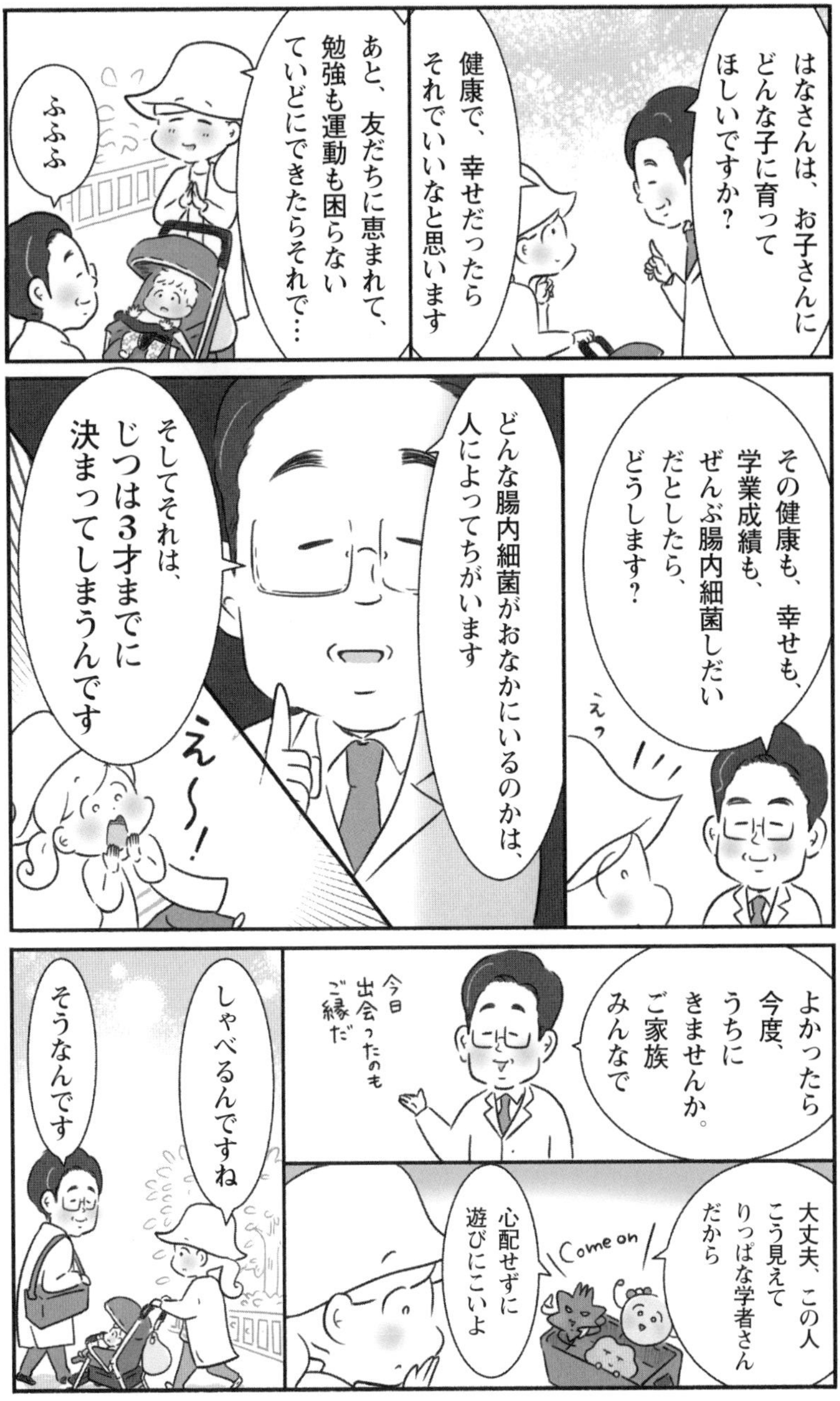
はなさんは、お子さんにどんな子に育ってほしいですか？
健康で、幸せだったらそれでいいなと思います
あと、友だちに恵まれて、勉強も運動も困らないていどにできたらそれで…
ふふふ
その健康も、幸せも、学業成績も、ぜんぶ腸内細菌しだいだとしたら、どうします？
えっ
どんな腸内細菌がおなかにいるのかは、人によってちがいます
そしてそれは、じつは3才までに決まってしまうんです
え〜〜！
よかったら今度、うちにきませんか。ご家族みんなで
今日出会ったのもご縁だ
大丈夫、この人こう見えてりっぱな学者さんだから
心配せずに遊びにこいよ
Come on
しゃべるんですね
そうなんです

CONTENTS

PART 1

子どもが幸せになるためのカギは、脳ではなく腸にある

PART

1

子どもが幸せになるためのカギは、脳ではなく腸にある

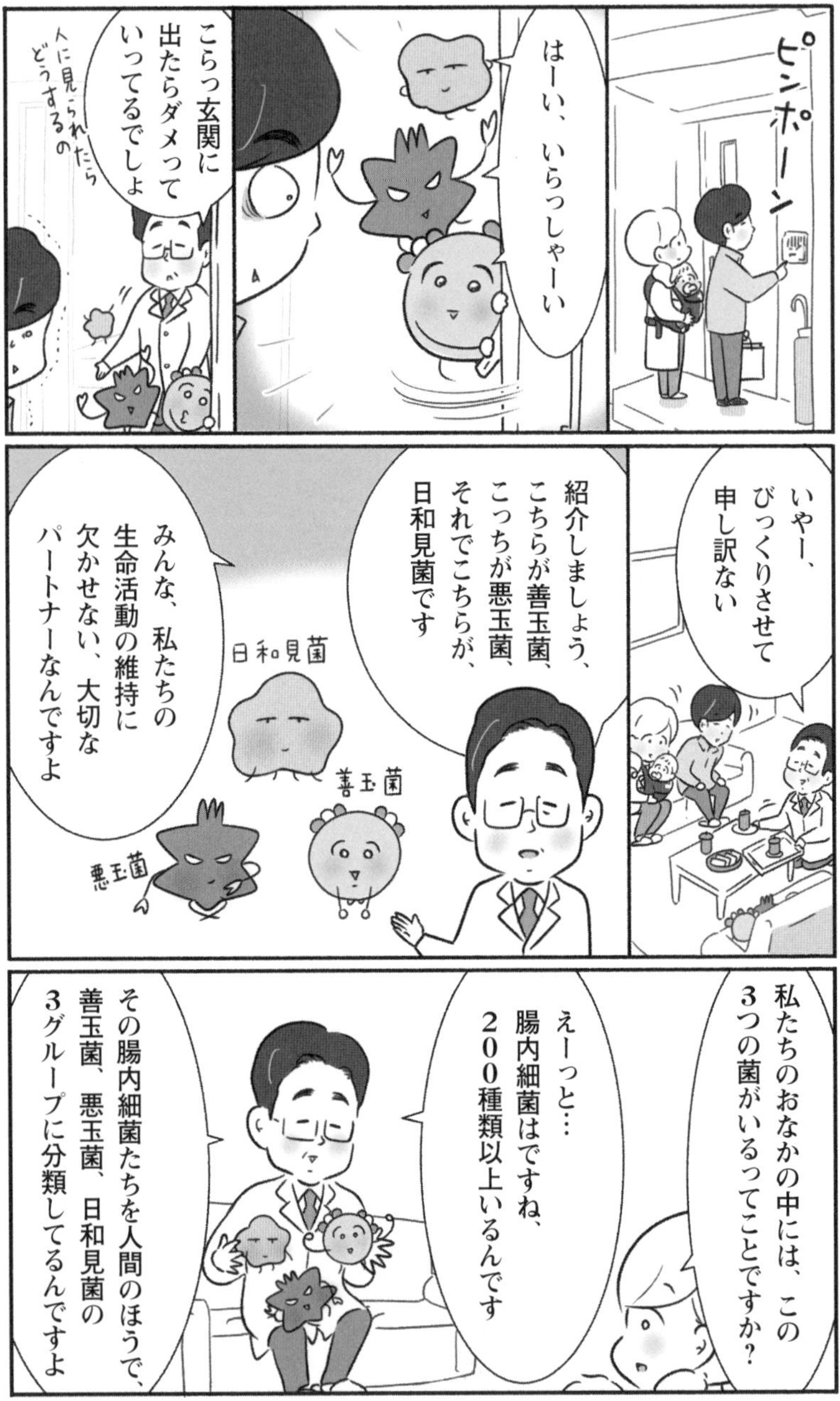

ピンポーン
はーい、いらっしゃーい
こらっ玄関に出たらダメっていってるでしょ
人に見られたらどうするの
いやー、びっくりさせて申し訳ない
紹介しましょう、こちらが善玉菌、こっちが悪玉菌、それでこちらが、日和見菌です
日和見菌
善玉菌
悪玉菌
みんな、私たちの生命活動の維持に欠かせない、大切なパートナーなんですよ
私たちのおなかの中には、この3つの菌がいるってことですか？
えーっと…腸内細菌はですね、200種類以上いるんです
その腸内細菌たちを人間のほうで、善玉菌、悪玉菌、日和見菌の3グループに分類してるんですよ

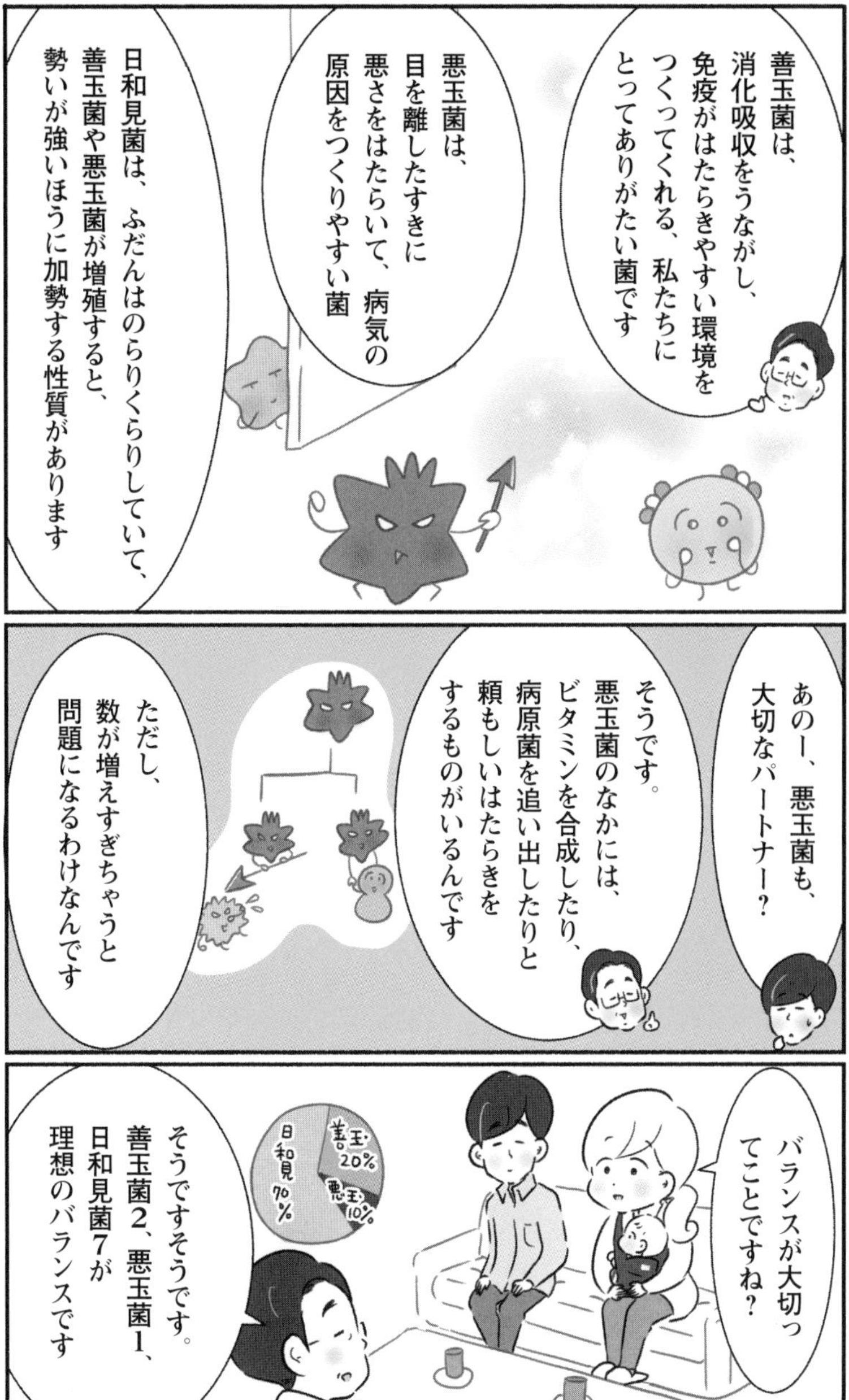
善玉菌は、消化吸収をうながし、免疫がはたらきやすい環境をつくってくれる、私たちにとってありがたい菌です
悪玉菌は、目を離したすきに悪さをはたらいて、病気の原因をつくりやすい菌
日和見菌は、ふだんはのらりくらりしていて、善玉菌や悪玉菌が増殖すると、勢いが強いほうに加勢する性質があります
あのー、悪玉菌も、大切なパートナー？
そうです。悪玉菌のなかには、ビタミンを合成したり、病原菌を追い出したりと頼もしいはたらきをするものがいるんです
ただし、数が増えすぎちゃうと問題になるわけなんです
バランスが大切ってことですね？
善玉 20%
悪玉 10%
日和見 70%
そうですそうです。善玉菌2、悪玉菌1、日和見菌7が理想のバランスです

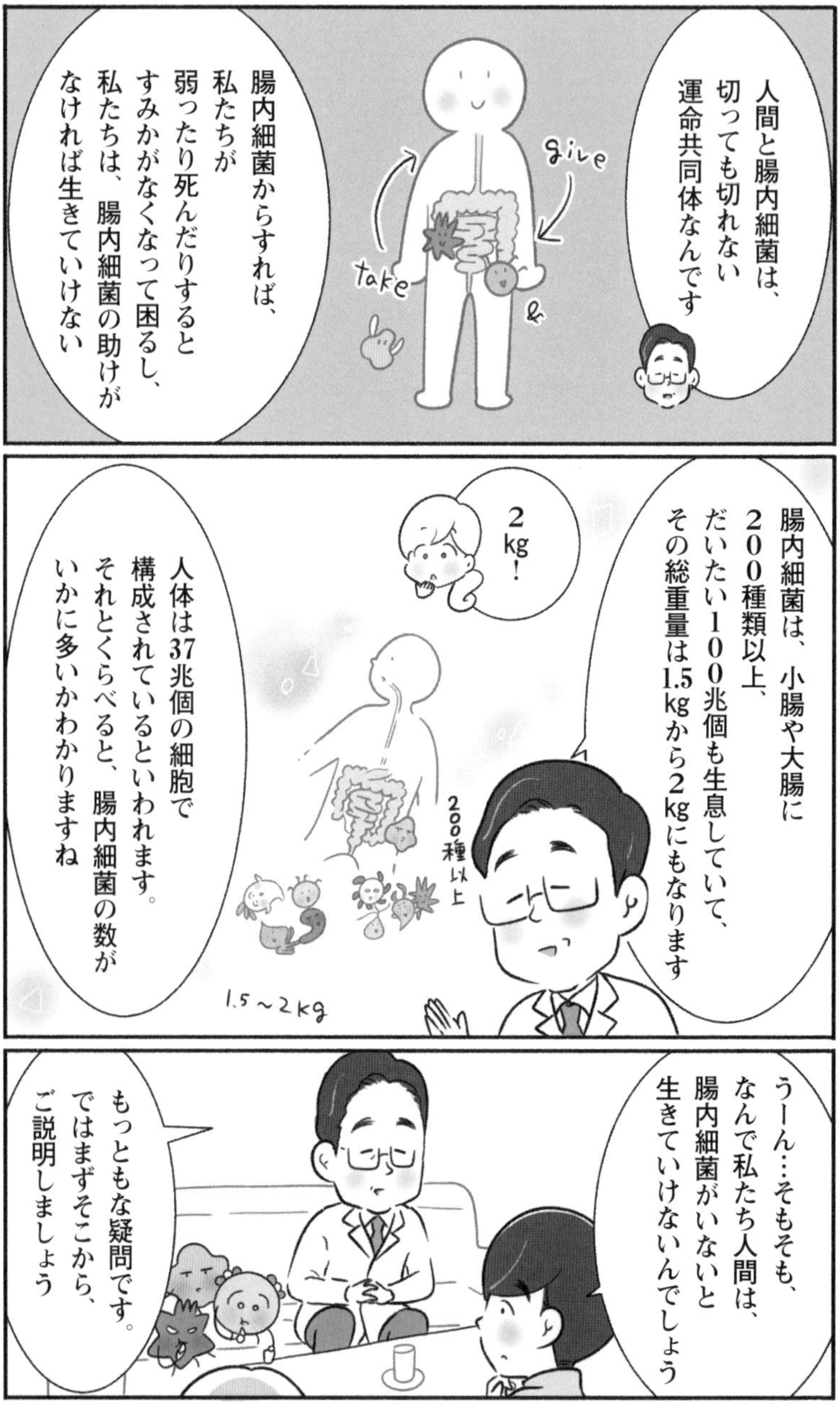
人間と腸内細菌は、切っても切れない運命共同体なんです
give
take
&
腸内細菌からすれば、私たちが弱ったり死んだりするとすみかがなくなって困るし、私たちは、腸内細菌の助けがなければ生きていけない
腸内細菌は、小腸や大腸に200種類以上、だいたい100兆個も生息していて、その総重量は1.5kgから2kgにもなります
2kg!
200種以上
1.5～2kg
人体は37兆個の細胞で構成されているといわれます。それとくらべると、腸内細菌の数がいかに多いかわかりますね
うーん…そもそも、なんで私たち人間は、腸内細菌がいないと生きていけないんでしょう
もっともな疑問です。ではまずそこから、ご説明しましょう

| BACTERIA & US |

1

菌は私たちを脅かす存在であり助けてくれる存在でもある

菌、と聞くと私たち現代人は、「悪いもの、排除すべきもの」ととっさに思ってしまいます。ドラッグストアに一歩足をふみいれると、「抗菌」「除菌」「殺菌」、そんな文字があちこちに躍っています。

たしかに、人間に害をあたえる菌はこの世界にたくさんいて、**人間の歴史は目に見えない菌やウィルスとの戦いの連続といっても過言ではありません。**ワクチンや抗生物質の発見によって、また上下水道の整備や手洗い・入浴などの衛生習慣の定着によって、現代では感染症の脅威がずいぶん薄れましたが、それでも今まさに世界を覆(おお)いつくしている新型コロナウィルス感染症のように、いつなんどき新しい感染症に脅(おびや)かされるかわかりません。

なので、私たちが菌を恐れ、排除し、清潔を保とうとするのはごくごく当然のことです。

人間の体は細胞とさまざまな菌たちの「集合体」

しかしいっぽうで、人間を助けてくれる菌もたくさん存在しています。食品や医薬品、化粧品などに使われている有用菌もいますし（納豆菌、乳酸菌、ビフィズス菌などが有名ですね）、海や川や土壌などの環境保全にもさまざまな微生物が関わっています。そして何より、私たちは大昔から菌を体内にすまわせ、共生しています。

マンガでもお伝えしたとおり、人間ひとりを構成する細胞の数は、およそ37兆個です。とほうもない数ですが、それに対して人間の体で暮らす菌の数はというと、腸の中に暮らしている菌だけで200種類以上、およそ100兆個以上いるといわれています。人間を構成する細胞よりも、菌のほうがずっと多いのです。総重量は2kg近く。私たちが体重計に乗って認識する自分の体重の、その一部は菌の総体重なわけです。そして菌は、腸だけでなく、皮膚や口内や強酸性の胃の中など、私たちの体のあらゆる場所に暮らしています。

つまり……思い切った言い方をすると、人間とは、人間の細胞だけでできた一個の生命体ではなく、細胞とさまざまな菌たちの「集合体」なのです。

| BACTERIA & US |

2

私たちは、菌の力を利用しながら生きている

地球が誕生したのは46億年前、地球に生命が誕生したのは36億年前といわれています。このとき出現した**地球最初の生命こそ、単細胞の微生物、つまり菌です。**その後、約10億年前に多細胞生物が登場するまでの長いあいだ、地球は菌たちの天下でした。

ようやく約10億年前に多細胞生物が登場すると、この多細胞化によって地球の生命は爆発的に種類を増やし、さまざまに進化していきました。そんななかで原始の生物である菌たちがどうしていたかというと、多細胞生物におされて滅びるでもなく、それぞれに居場所を見つけ、一部は自分より大きな生き物たちの体内をすみかとして生きていくようになりました。これが、菌たちと動植物たちとの共生のはじまりです。

いっぽうで**大きな生き物たちは、すみかを菌に提供するのと引き換えに、菌たちの能力を利用して生きていくようになりました。**

たとえば牛です。牛には4つの胃があるという話は有名ですね。牛が主に食料としているのはイネ科の植物ですが、イネ科の植物は動物から食べられるのを防ぐために、土の中のケイ素という成分を吸収し、葉を硬く食べにくくすることに成功した植物です。ところがそんなイネ科の戦略を、牛は「反芻（はんすう）」と4つの胃袋で攻略してしまいました。

反芻とは、口で咀嚼（そしゃく）した食物を胃に送り込んで消化したあと、ふたたび口に戻して咀嚼することです。4つの胃袋のうち一番大きく重要なのが「第一胃」なのですが、**牛はこの第一胃にたくさんの菌たちをすまわせており、菌たちによる食物繊維の化学的分解と、口内の咀嚼による物理的な粉砕との合わせ技で、イネ科の硬い葉っぱを自分たちに役立つ栄養に変えてから吸収しています。**なので、体内の菌たちの存在なくしては、牛は消化吸収ができず生きていけません。牛と菌は完全な相互依存、共生状態なわけです。

コアラも同様です。葉が硬いうえに毒があり、ほかの生き物は食べないユーカリを食料としたことで、コアラは生きていく道を見つけました。コアラの体内でユーカリを無毒化しているのが、強靭（きょうじん）な肝臓と、盲腸にすむ菌たちです。**哺乳類最長の2メートルにも及ぶ盲腸にすむ菌たちは、ユーカリの葉を発酵させてやわらかくするのと同時に毒を分解して**

います。この菌たちなくしては、コアラは生きていけません。

腸内にある広大な〝お花畑〟

人間と腸内細菌との関係も、同じです。私たちが食べたものは、口から肛門までつながっている一本の管「消化管」をとおって排泄されます。この消化管の長さは成人で約9メートル(個人差あり)。そのうち95%を占めているのが、十二指腸、小腸、大腸をあわせた「腸」です。広げるとテニスコート1面分になるといわれています。

このテニスコート1面分の広大な腸に、**200種類以上、100兆個以上の腸内細**

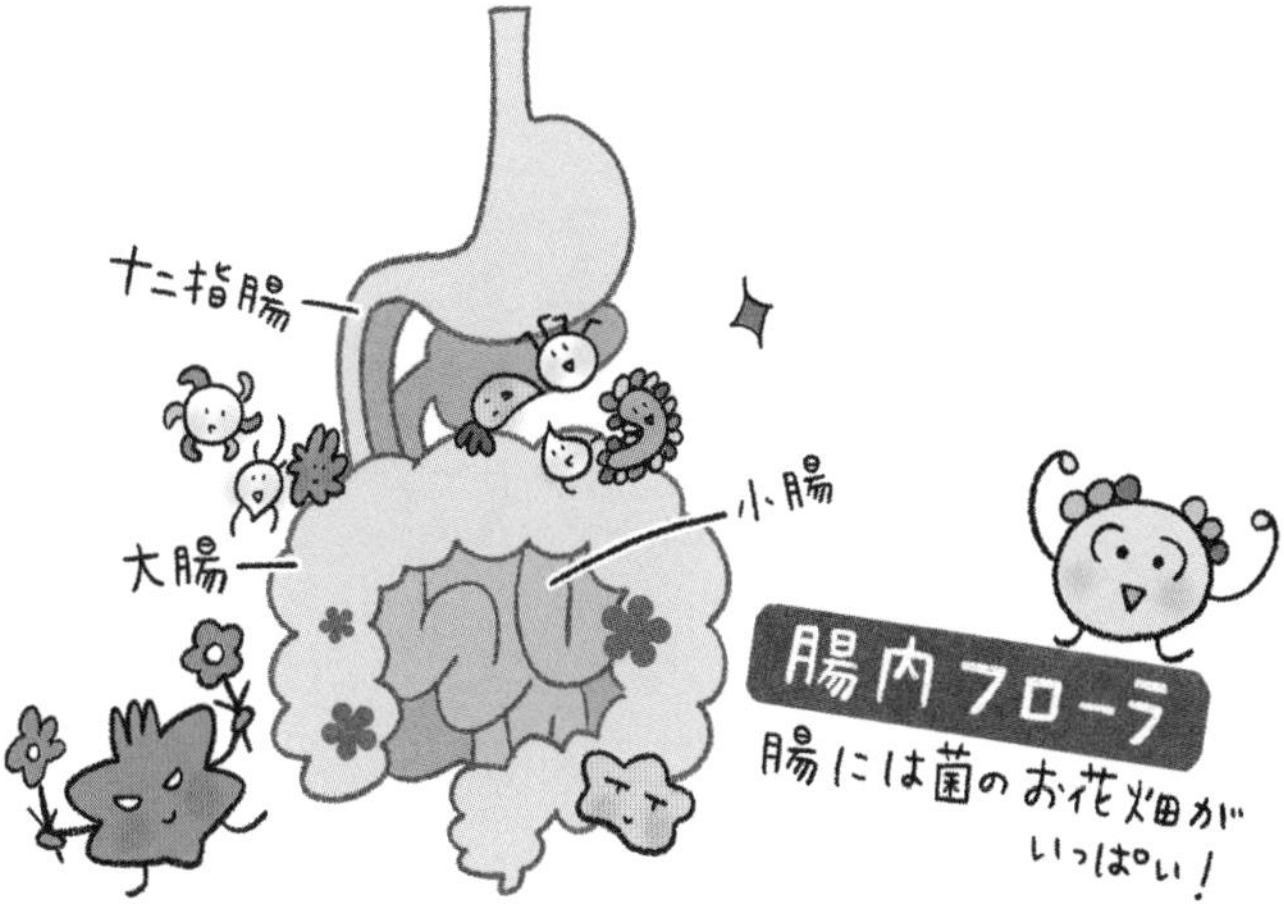
十二指腸
小腸
大腸
腸内フローラ
腸には菌のお花畑がいっぱい！

菌が生息しています。さまざまな種類の腸内細菌がそれぞれにコロニーをつくって群れている様子が、まるでお花畑のように色鮮やかできれいなことから、この**腸内細菌たちの集団は「腸内フローラ」とか、「腸内細菌叢（叢＝くさむら）」などと呼ばれています。**実際のところ、お花畑どころではない多種多様な菌たちがすみついていて、実態としてはフローラというより熱帯のジャングルに近いかもしれません。

ここで腸内細菌たちは、人間が口に入れた食物のうち、食物繊維などを自分たちのエネルギー源にして生きています。そしてその分解の過程で、腸の蠕動（ぜんどう）運動や腸管の粘液の分泌を促す物質をつくったり、人間にはつくれない必須ビタミンの合成を行ったりして、人間の消化吸収と排泄の一翼を担っています。

私たちは、牛やコアラと同じように、自分ではできない作業を腸内細菌たちにアウトソーシングしている状況なわけです。

| BACTERIA & US |

3

腸内細菌には、病原菌やウィルスを撃退するはたらきがある

さらに最近では、腸と免疫の関係がわかってきました。**じつは腸には「全身の免疫をつかさどる」という重要な役割があります。**そして腸がその役割を果たすうえでも、**腸内細菌たちが協力者として大活躍していたのです。**

腸などの消化管は、私たちの感覚では「体内」の器官ですが、実際のところ外界と直接的につながっているという意味において、皮膚と同じく「体の外側」にあたります。真の「体の内側」は内臓や骨や筋肉などで、消化管はそれらを外界から守る城壁（じょうへき）なのです。そのため、外界から入ってくる敵（病原菌やウィルスなど）を迎え撃つための防衛部隊が、腸には存在しています。それが「免疫細胞」です。**体中の免疫細胞のおよそ7割が、腸に集結して守りをかためています。**

腸に敵たちが侵入してくると、腸管壁にある「パイエル板」と呼ばれる免疫組織がその一部を取り込み、内部にいる免疫細胞たちが敵の情報をよみとって抗体をつくります。そしてその抗体を使って、免疫細胞たちが敵の体内侵入を防ぐはたらきをします。**これらの免疫細胞たちを助けているのが、何をかくそう腸内細菌です。**

腸内細菌たちは、腸管の粘液の分泌を促すとともに自ら腸壁を厚く覆って、侵入者が入り込むのをブロック。さらに、侵入者を免疫細胞たちが攻撃するという連係プレーで、体が病気にならないように守っています。つまり、**腸内に細菌がたくさんいるほうがより免疫力が高くなり、病気になりにくくなる**というわけです。逆に腸内細菌が少ないと、守りが弱く、風邪などの病気にかかりやすくなってしまいます。

免疫細胞の暴走も抑えてくれる

加えて**腸内細菌には、免疫細胞の暴走をふせぐ役割もあることがわかってきました。**近年、免疫細胞たちの攻撃が過剰になるのを抑える役割をもつ、特別な免疫細胞が発見され

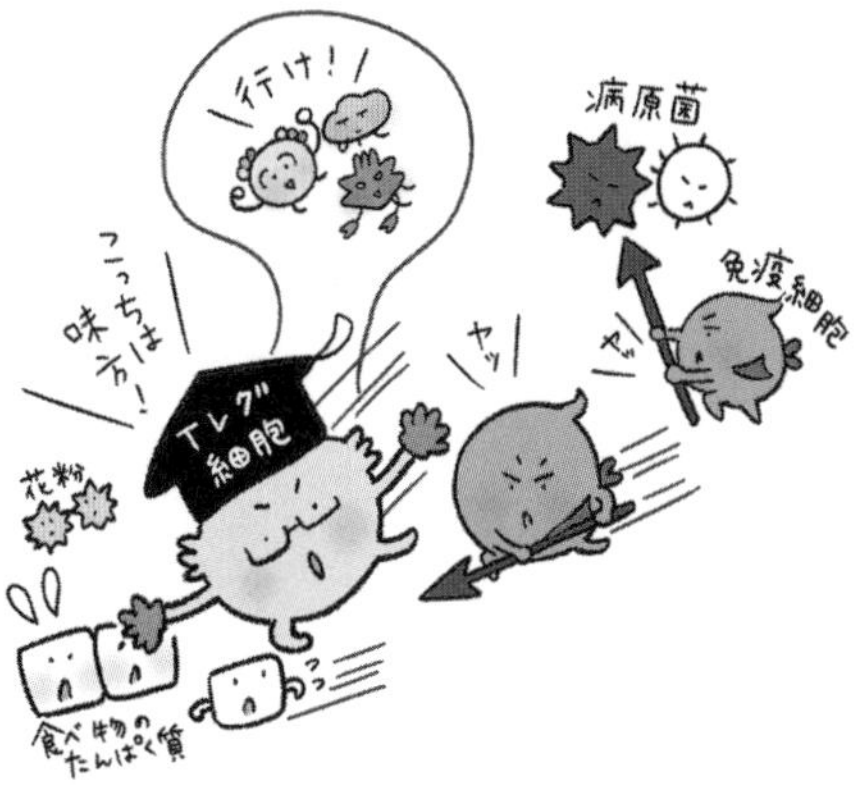

ました。免疫細胞のなかには、攻撃役とブレーキ役の両方がいて、両者がともにはたらくことで正常な防衛活動を行っていたのです。この、ブレーキ役の免疫細胞を「Tレグ」といいます。ブレーキ役がいないと、免疫細胞は暴走して攻撃しなくてよい相手まで攻撃してしまい、その結果アレルギーや「自己免疫疾患」と呼ばれるさまざまな症状を引き起こします。

そんな**重要なブレーキ役であるTレグが、なんと、腸内細菌によってつくり出されていることがわかったのです。**一部の腸内細菌は、私たちの腸内で食物繊維を食べ、代謝産物として酪酸（らくさん）という物質をつくります。この酪酸が腸壁を通りぬけて、内部の免疫細胞が受け取ると、酪酸がTレグに変化するというのです。

BACTERIA & US

4

菌を排除することがアレルギーやうつ、自閉症につながる

アレルギー疾患をもつ子どもが、ここ30年で急激に増えたといわれます。花粉症、気管支ぜんそく、アトピー性皮膚炎、食物アレルギー……。いまや日本人の2人に1人が、なんらかのアレルギー症状に悩む時代になりました。わずか50年前の日本には、アトピー性皮膚炎の子どもはほとんどいなかったのです。私たちの体を構成する細胞や、備わっている免疫システムはまったく変わっていないのに、なぜこんなにもアレルギーに悩む人が増えたのか。それは腸内細菌が減ってしまったから、腸内細菌のバランスが崩れてしまったからということ以外に考えようがありません。私たちは、害をなす病原菌を恐れるあまりの「清潔志向」によって、人間にとって必要な菌も排除してしまい、結果、感染症とはまた別のトラブルを招き入れてしまっているのです。

アレルギーだけではありません。ここ20年ほどで急激に増えているといわれる、子どもの自閉症や「引きこもり」、うつ病の問題なども、じつは体に必要な菌を遠ざけてしまったことが原因といえます。人間の脳と腸は密接に関わっており、脳のはたらきにも腸内細菌が影響を与えていることが、だんだんと明らかになってきています。

腸は脳より優秀な「第二の脳」

うれしい、悲しい、楽しいなどの感情を、私たちはどこで感じていると思いますか？「脳で感じている」と思っている人が多いのではないでしょうか。でも、考えてみてください。怒りがこみあげてきたときの気持ちを、私たちは「腹が立つ」と言いますよね。「頭が立つ」とは言いません。ほかにも、「腹の虫がおさまらない」「はらわたが煮えくり返る」など、おなかに関することわざや慣用句はたくさんあります。

じつは、腸の神経細胞の数は脳に次いで多く、1億個もの神経細胞たちが腸内に網のように広がって、腸管神経系と呼ばれる独自の神経ネットワークを築き上げています。この独自の神経ネットワークによって、腸は脳の支配を受けず自立してはたらくことができます。なぜそうなっているかというと、腸は消化・吸収・排泄という、生命維持に直結するはたらきを担っています。そんな腸が、なにかあったときに自分では判断できず脳の指令を待っているようでは心もとないので、腸は、脳とは別の独自のシステムをもっているのです。そんなわけで**腸は「第二の脳」**と呼ばれたりします。

実際のところ、腸は脳よりも優秀です。私たちはストレスがたまると暴飲暴食をしたり、衝動買いをしたりして、余計に自分の心と体を害してしまうようなことをやってしまいがちですが、これは脳のせいです。脳は、ストレスを緩和するために脳内に快楽物質を出そうとして、「気持ちよくなるために、もっと食べろ、飲め、もっと買え」と指令を出すのです。タバコやお酒、薬などに依存してしまうのも同じメカニズムです。

腸はちがいます。ストレスによって体に不調を感じると、病気になる前に警告してくれます。食べすぎると下痢を起こしたり、害があるものを口に入れると吐き出したりして、いつも体を一定の状態に保とうとしてくれます。**目先の利益にとらわれて暴走しがちな脳に対して、腸はいつも的確で判断を間違いません。**

BACTERIA & US

5 腸と脳には深〜い関係があった！

腸と脳は、お互いに密接に関わりあい、影響を及ぼしあっているといわれています。この関係を「脳腸相関（のうちょうそうかん）」と呼びます。たとえば、私たちはストレスを感じると、おなかが痛くなっておなかが下ったりします。これは脳が自律神経を介して、腸にストレスの刺激を伝えるからです。逆に、腸は腸で、独自の神経ネットワークによって感知したさまざまな情報を脳へ伝達しています。たとえば、腸に病原菌が入り込んで炎症を起こすと、脳で不安感が増すことがわかっています。腸から脳へ送られる情報量は、脳から腸に送られる情報量よりも多いと考えられており、脳は腸から送られてくる情報に大きく影響を受けているといわれています。

さらに最新の研究において、この腸から脳に送られる情報に、腸にすみつく菌たちの存在が大きく影響を与えていることも、明らかになりつつあります。

腸内環境のバランスで精神が安定する

「セロトニン」という神経伝達物質があります。脳の中枢神経系に存在する伝達物質です。セロトニンには気分を安定させ穏やかにしたり、頭の回転をよくして直感力を高めたりするはたらきがあり「幸せホルモン」とも呼ばれています。このセロトニンが不足すると人は疲れやすくなったり、怒りっぽくなったり、うつ状態になったりしてしまいます。同じく神経伝達物質である「ノルアドレナリン（怒りのホルモン）」や「ドーパミン（快楽ホルモン）」と並んで、精神面や睡眠・体温調節などに深くかかわる三大神経伝達物質のひとつです。

そんな**私たちにとって重要なセロトニンの生成に関わっているのが、腸であり、腸に暮らす腸内細菌たちです。**セロトニンは、食物中から摂取されたトリプトファンというアミノ酸をもとに合成されるのですが、**いくら多量のトリプトファンを摂取しても、腸内細菌がバランスよく存在していないとセロトニンは増えません。**なぜなら、セロトニンの合成にはビタミンB6・ナイアシン・葉酸などのビタミンが必要で、それらのビタミンは腸内細菌が合成しているからです。

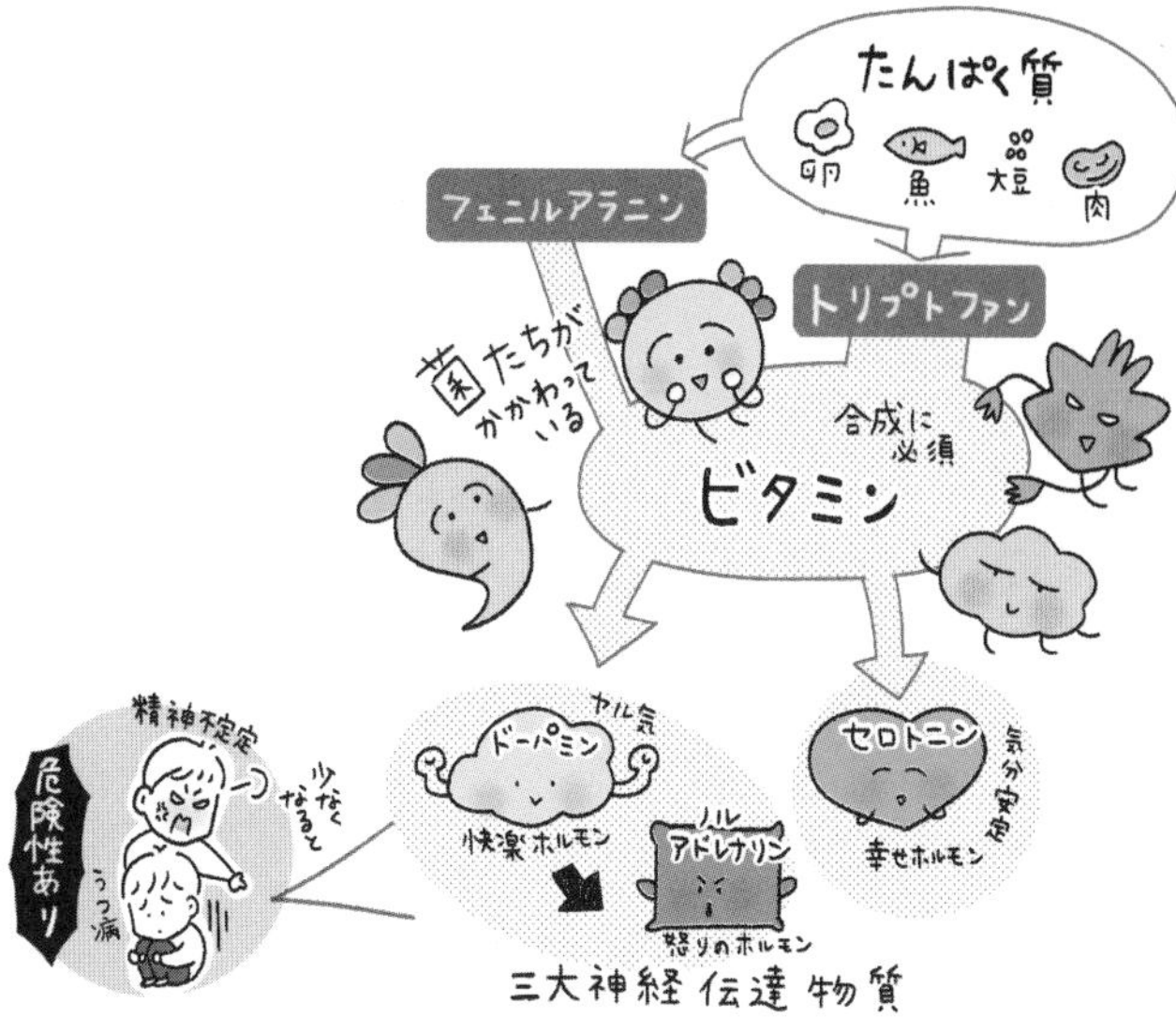

同じように腸内細菌は、快楽ホルモンと呼ばれるドーパミンの合成にも関わっています。ドーパミンはやる気を高め、楽しくポジティブな気持ちにさせるはたらきがあります。人は、セロトニンが不足すると精神が不安定になって怒りっぽくなり、ドーパミンが不足するとやる気を失って無気力になります。うつ病は、セロトニン・ドーパミン・ノルアドレナリンが減ることで引き起こされるといわれています。(モノアミン仮説)。腸内細菌が不足するとうつ病になってしまうのは、こういうわけなのです。

腸内環境の悪化が「自閉症」「引きこもり」の原因に

自閉症(自閉症スペクトラム障害・ＡＳＤ)は、対人関係が苦手で、特定のものごとやルールに強いこだわりを示すという特徴をもつ発達障害のひとつです。世界的に患者が急増していますが、遺伝子の変異が原因とわかっている一部をのぞいて、ほとんどの場合ははっきりした原因や治療法がわかっていません。

それが近年の研究で、この**自閉症にも腸内細菌が深くかかわっているらしいことがわかってきました。自閉症の子どもたちの多くは、慢性的な下痢や便秘など、おなかの問題を抱えていたのです。**米国疾病予防管理センター（ＣＤＣ）によると、自閉症の子が慢性的な下痢や便秘をする割合は、そうでない子の3・5倍です。とくに自閉症の程度が重い子ほど、おなかの問題も重い傾向があることが指摘されています。

そこで、自閉症の子とそうでない子のそれぞれの便を分析してみたところ、自閉症の子の腸内細菌の種類と数が、とても少ないことがわかったのです。また自閉症の子は、とくに「クロストリジウム属菌」を多くもつ傾向があり、これがほかの腸内細菌のバランスを崩し、ビフィズス菌などのよい菌を減少させてしまうこともわかってきました。

現在では、自閉症と腸内細菌を結びつける研究が、急速に進められています。腸内環境を整えることにより、自閉症を改善できたという事例も報告されており、今後も予防法や治療法の開発につながることが期待されています。

最近社会問題になっている「引きこもり」も、腸内環境と深いかかわりがあります。さきほどお話ししたように、腸内細菌が減少すると、「幸せホルモン」「快楽ホルモン」であるセロトニンやドーパミンが不足するので、何かストレスを受けたときに気持ちをコントロールすることが難しくなったり、「頑張ろう！」という意欲が薄れたりしてしまいます。これが、引きこもりを長期化させる原因になってしまうからです。また自閉症の人は、コミュニケーションの障害や対人関係の構築の障害などを抱えているため、自信をなくして引きこもってしまうケースが多いといわれます。

BACTERIA & US

6

善玉菌と悪玉菌、そして どっちにも味方する日和見菌がある

そもそも、腸内細菌とはどんなものなのでしょうか? 腸内細菌は、そのはたらきによって大きく3つに分けられます。善玉菌、悪玉菌、そして日和見菌です。

善玉菌は体によいはたらきをする菌です。ビフィズス菌、乳酸菌、麹菌、酵母菌などがあります。善玉菌の代表であるビフィズス菌は、腸内を酸性にすることで、がんや生活習慣病の原因となる有害物質を死滅させるというはたらきをします。免疫がはたらきやすい環境をつくったり、ビタミンをつくったり、有害な菌の増殖を抑えてくれます。ビフィズス菌がつくる短鎖脂肪酸には、うんちを出すために大切な腸の蠕動(ぜんどう)運動を活発にするはたらきもあります。

いっぽう悪玉菌は、一部の大腸菌や、ウェルシュ菌、ブドウ球菌など体に悪さをはたら

く菌です。悪玉菌が増えると便秘や下痢になるなど、体調が悪くなってしまいます。悪玉菌は、肉類に含まれるたんぱく質や脂質を腐敗させ、アンモニアやインドール、スカトール、フェノール、アミンといった有害物質をつくり出し、腸内をアルカリ性にします。腸がその有害物質を吸収し、血流に乗って体内をめぐることで、免疫力が低下し、がんや生活習慣病になりやすくなります。

善玉菌が増えると悪玉菌が減り、腸は若々しく保たれます。悪玉菌が増えると逆に善玉菌は減り、腸が老化して免疫も低下します。

もうひとつ、日和見菌という菌があります。バクテロイデス門、連鎖球菌、土壌菌などその他大勢の菌です。最近の遺伝子検査法によると、日和見菌が腸内細菌の約4分の3を占めていることがわかっています。日和見菌は、善玉菌と悪玉菌の優勢なほうの味方をする性質があります。つまり善玉菌が少し増えると、日和見菌は善玉菌に協力するので体調がよくなり、逆に悪玉菌が増えると日和見菌は悪玉菌に味方するので免疫が低下し、体に悪影響を与えます。

悪玉菌も体に必要な微生物

でもここで、不思議に感じませんか？　どうして私たちの体は、悪いことをする悪玉菌を排除しないのでしょうか。

じつは**悪玉菌といわれる菌も、体に有益な作用をしている**ことが明らかになっています。たとえば大腸菌は、O-157が体内に侵入してきたときに追い出してくれたり、野菜のセルロースを分解し、ビタミンを合成してくれたりします。たしかに、つねに善玉菌が優勢であることが望ましいのですが、善玉菌だけでは腸の機能が正常にはたらかないのです。

さらに、これまでは「善玉菌をたくさん摂取して、腸内で増やすことが大切」といわれていましたが、**どんなにがんばっても「善玉菌も悪玉菌も、腸内細菌全体の20％以上にはならない」**ということが、学問的に明らかになってきました。

ですから、腸内細菌の半分以上を占める日和見菌にいいはたらきをしてもらうしかありません。**善玉菌をある程度優位にした状態で、日和見菌をしっかり増やすのが大切ということになります。**その方法についてはPART2で、くわしくご説明します。

| BACTERIA & US |

7

腸内細菌の組成は1才半でほとんど決まる。種類は3才までに決まる

腸内細菌は、200種類以上、100兆個以上もいるとお伝えしました。実際には、私たちの腸の中にどんな菌がどのくらいいるのかは、一人一人異なります。指紋と同じように腸内フローラも、まったく同じ人はいません。しかもこの腸内フローラは、菌の数は年齢によって増減するものの、菌の種類は一生を通じてほとんど変わりません。

かといって、指紋とはちがい、生まれつき決まっているというものでもありません。くわしい説明はPART2に譲りますが、赤ちゃんはおなかの中にいるときには、まだ体の表面にも体内にもまったく菌がいない無菌状態です。おなかから外に出て、さまざまな人やもの、食べもの、土などの自然などにふれることで菌を獲得していき、後天的に腸内フローラを形成していきます。

この、赤ちゃんの腸内細菌獲得活動はいつまで続き、いつ完了し、いつ腸内フローラが確定するのか。ここが非常に重要なのですが、**赤ちゃんの腸内フローラは、生後1年半ほどで9割ほどが決まってしまう**ことがわかってきました。このときにできた腸内フローラの組成が、生涯の腸の土台になるというのです。

ただ、**1才半で完成というわけではなく、その後も3才くらいまで腸内細菌獲得活動は続きます。**食事、家族や友だちや先生とのふれあい、ペット、外出先の環境などからさまざまな菌を取り込んでいきます。このとき、どんな菌でも腸内にすみつくわけではありません。腸粘膜から分泌される**「IgA（アイジーエー）抗体」という免疫物質に結びついた菌だけが、すみつくことを許されます。**

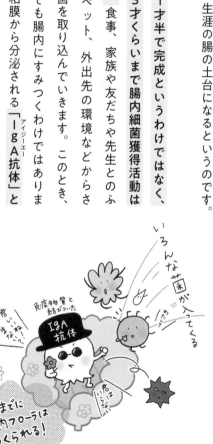

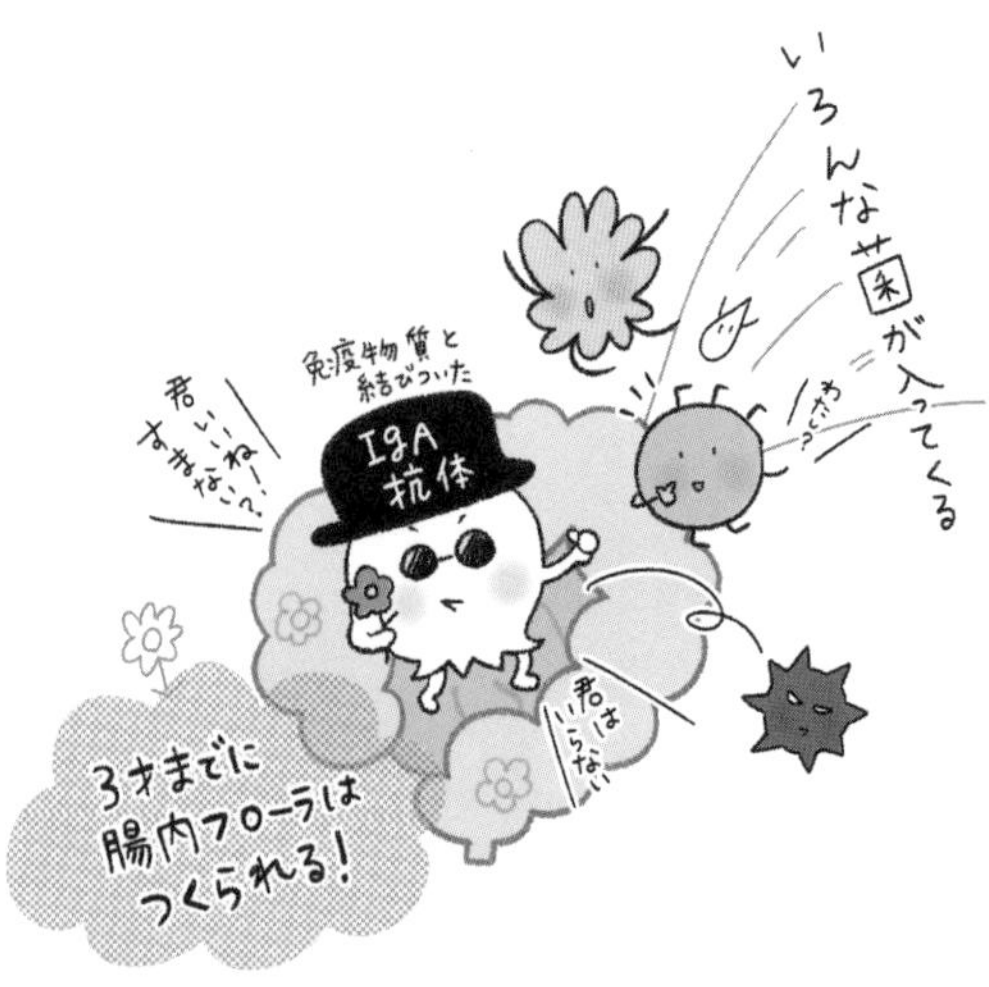

いろんな菌が入ってくる
免疫物質と結びついた
IgA抗体
君いいねー！
君はいらない
3才までに腸内フローラはつくられる！

この「IgA抗体」による菌のスカウト活動は、3才くらいで終了します。このころには腸内細菌の種類が完全に決まり、この後はほとんど種類が増えることはありません。腸内フローラは、3才までに確定するのです。

大事なのは、多種多様な菌を取り込むこと

研究が進むなかでわかったのは、**腸内フローラは多様性が大事だということです。丈夫な体を形成するには、たくさんの種類の菌が取り込まれているほうがいいのです。**

「ダイバーシティ」という言葉がよく聞かれるようになりました。均質な集団より、性格や得意分野や価値観が異なる多様性のある集団のほうが、社会のニーズに柔軟に対応できるし、ふいのアクシデントなどにも強いといいます。腸内も同じです。多種多様な菌たちがいてはじめて、さまざまなニーズ、さまざまなアクシデントに対応することができます。

だから、おうちの方は、お子さんを清潔な部屋に閉じこめるのではなく、たくさんの人や自然に接する機会をつくって、たくさんの種類の菌とふれさせてほしいのです。

BACTERIA & US

8

子どもの幸せは腸内環境で決まる

人が幸せになるために必要なものって、何でしょうか？　健康な体、学力などの才能、人とうまくやれる対人能力……これらのことはほぼ、遺伝子によって決められていると思っている人が多いのではないでしょうか。

デンマークで双子を調査したある研究によると、人が長寿になるかどうかは、遺伝的な要素はわずか25％で、あとの75％は生活習慣や環境によって決まるという結果が出ています。最近では、先天的に同じ遺伝情報をもっていても、環境を変えることで遺伝子のはたらきが変化していくという「エピジェネティクス（後天的遺伝子制御変化）」の研究が注目されています。

つまり、子どもが幸せな人生を送れるかどうかは、生まれた後の生活習慣や育つ環境でほぼ決まるといえます。その大きなカギが、「腸」にあります。

腸内環境の豊かさは親からの最高のプレゼント

幸せになるための基本は、何といっても「健康」です。腸は病原菌を排除して、生きるために必要なビタミン類を合成しています。免疫力を高め、アレルギーや感染症などにかかりにくくします。また、人が「幸せだな」と実感しながら生きていくためには、先にお話ししたように、ドーパミンやセロトニンといった「幸せ物質」が欠かせません。これらの幸せ物質は、社会的成功にも深くかかわっています。

意欲や向上心をもって勉強や仕事を続けることにより、一定の報酬を得て、ときには名誉や尊敬を得ること。一人の人を深く愛すること。怒りや悲しみとうまくつき合いつつ心の平和を維持し、家族や友人たちとよい人間関係を築くこと。それらを実現させるために必要なのが、ドーパミンやセロトニンのはたらきです。ドーパミンもセロトニンも、腸内細菌が有効に機能することでつくられます。

「レジリエンス」という言葉を聞いたことがあるでしょうか。誰しも長い人生の間には、心が折れそうなできごとに何度も直面することがあるものです。そんなときに必要なのは、「柔軟性をもって困難にうまく適応できる力」「乗り越えて回復していく力」。それを「レジリエンス」と呼びます。以前は物理学などで使われていた言葉ですが、最近では、心理学や精神医学のなかでもこの力が重視され、注目されるようになってきました。

複雑で変化が激しい現代において幸せな人生を送るためには、つよいレジリエンスをもつことが必須です。そしてこのレジリエンスの基になるのが、腸内フローラの豊かさです。

小さいうちにできるだけ多くの種類の菌と出会わせて、バラエティに富んだ腸内環境をつくってあげること、食物繊維の多い食生活によって、腸内細菌を増やしてあげること。そして善玉菌が優勢になる生活習慣を身につけさせてあげること。それこそが、親が子どもにあげられる最高のプレゼントではないでしょうか。

そのためには、具体的にどうすればいいのか。日々の子育てのなかで出会う、さまざまな疑問や戸惑い、心配ごとについて、これからいっしょに考えていきましょう。

PART

2

腸と菌について知りたいこと・気になることQ＆A

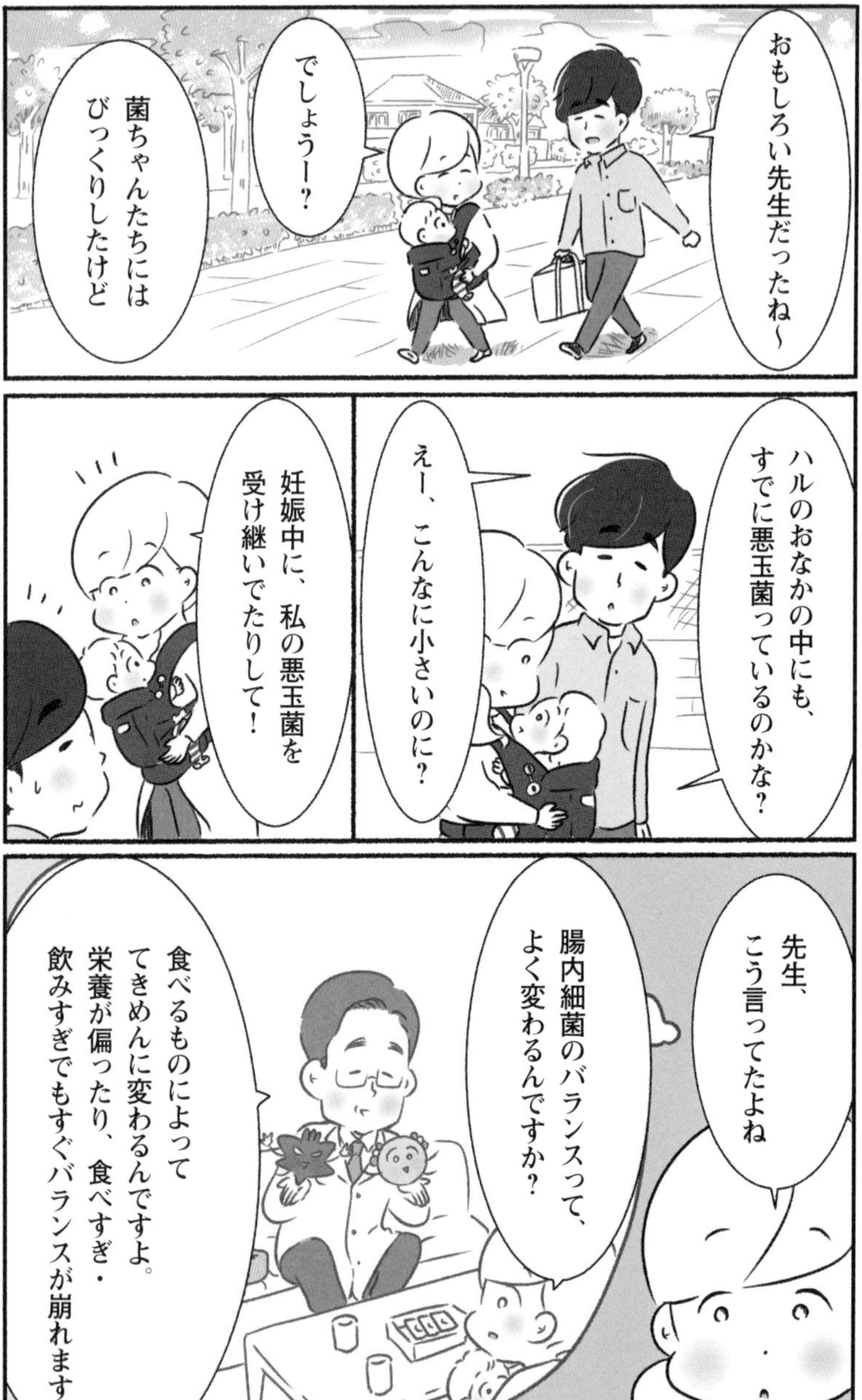
おもしろい先生だったね～

でしょうー？

菌ちゃんたちにはびっくりしたけど
ハルのおなかの中にも、すでに悪玉菌っているのかな？

えー、こんなに小さいのに？

妊娠中に、私の悪玉菌を受け継いでたりして！

先生、こう言ってたよね
腸内細菌のバランスって、よく変わるんですか？

食べるものによっててきめんに変わるんですよ。栄養が偏ったり、食べすぎ・飲みすぎでもすぐバランスが崩れます

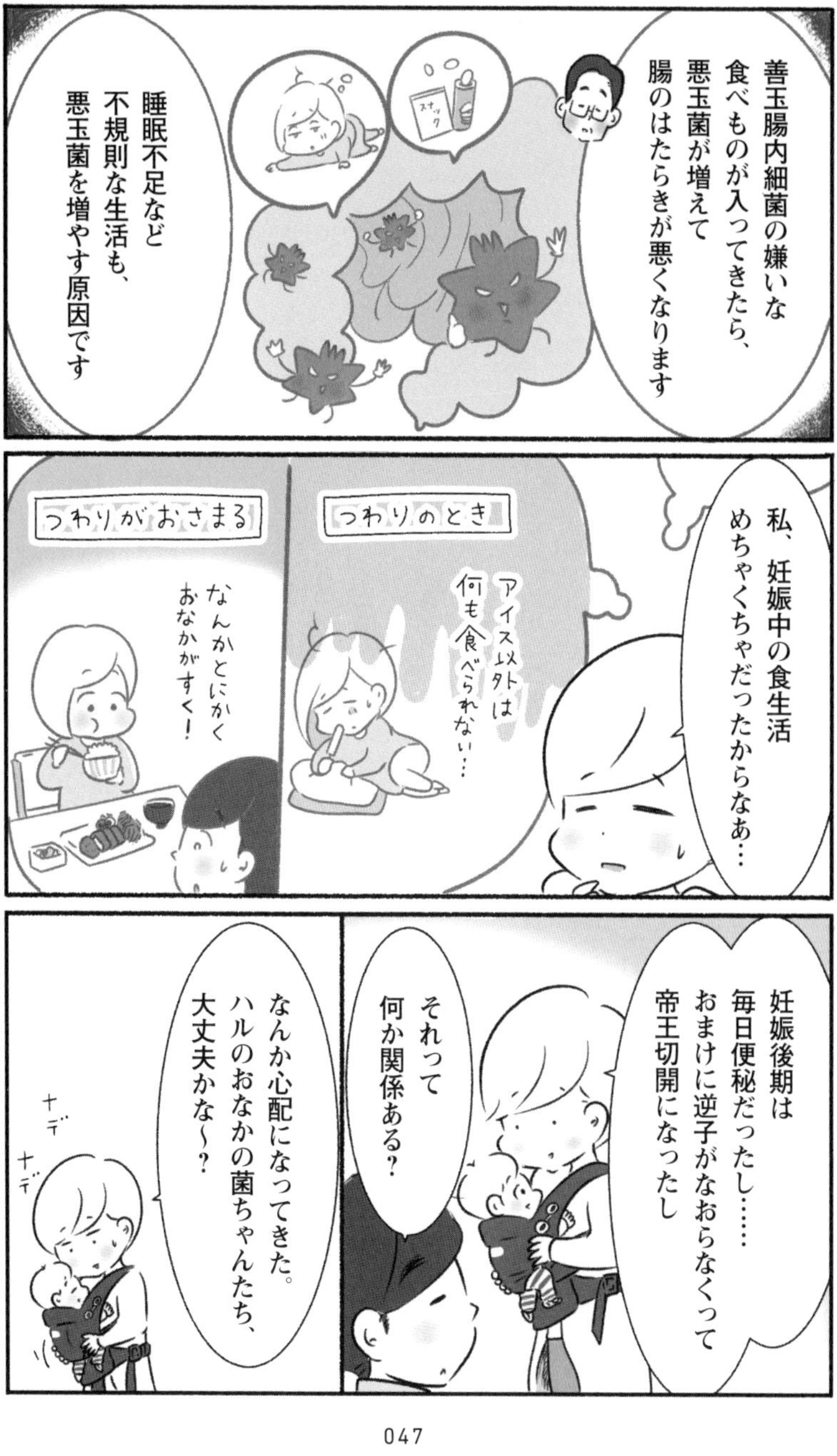
善玉腸内細菌の嫌いな食べものが入ってきたら、悪玉菌が増えて腸のはたらきが悪くなります
スナック
睡眠不足など不規則な生活も、悪玉菌を増やす原因です
私、妊娠中の食生活めちゃくちゃだったからなあ…
つわりのとき
アイス以外は何も食べられない…
つわりがおさまる
なんかとにかくおなかがすく!
妊娠後期は毎日便秘だったし……おまけに逆子がなおらなくって帝王切開になったし
それって何か関係ある?
なんか心配になってきた。ハルのおなかの菌ちゃんたち、大丈夫かな〜?
ナデ
ナデ

妊娠・出産

Q 妊娠中の食生活は、子どもの腸内環境に影響するの？

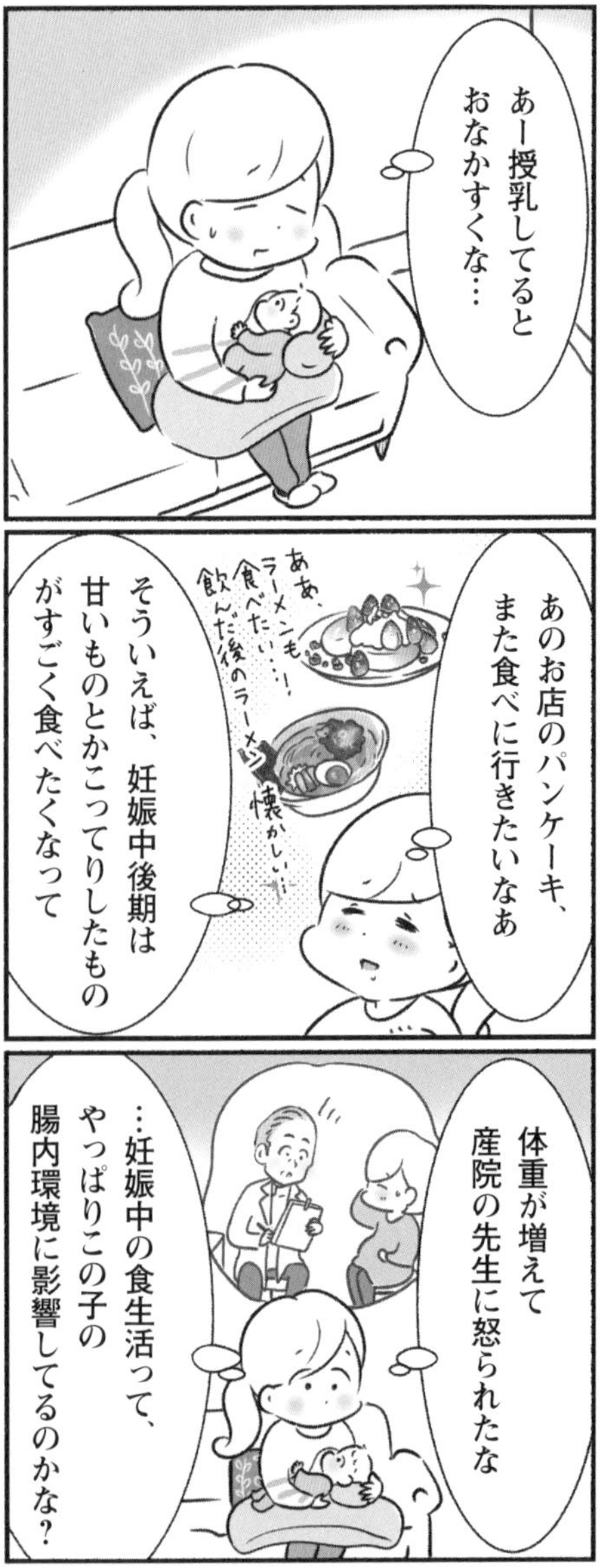

あー授乳してると
おなかすくな…
あのお店のパンケーキ、
また食べに行きたいなあ
ああ、ラーメンも
食べたい…!
飲んだ後のラーメン
懐かしい…!
そういえば、妊娠中後期は
甘いものとかこってりしたもの
がすごく食べたくなって
体重が増えて
産院の先生に怒られたな
…妊娠中の食生活って、
やっぱりこの子の
腸内環境に影響してるのかな？

胎児のおなかにはまだ菌はいない

お母さんのおなかの中にいるとき、赤ちゃんの腸内環境はどうなっているのでしょう。**じつは、母体の子宮内は無菌状態であり、胎児もまた無菌状態です。**まだ未熟な赤ちゃんが感染症にかからないように、羊水や羊水を包んでいる卵膜が菌から守っているのです。無菌なので、胎児のおなかの中にも腸内細菌はいません。なので、妊娠中のお母さんがせっせとヨーグルトや納豆を食べても、胎児の腸内細菌を増やすことにはつながりません。

では、無菌状態で過ごしていた赤ちゃんは、どのタイミングではじめて菌と出会い、「菌との共生」をスタートするのでしょうか。**赤ちゃんがはじめて菌と出会うとき……それは、出産で産道をとおるときです。**

お母さんの与える菌が、赤ちゃんの腸内環境の基礎になる

無菌状態だった胎児がはじめて出くわす菌は、お母さんの膣内にいる乳酸菌たちです。

膣には乳酸菌が定住していて、膣内を酸性にすることで病原菌の侵入や繁殖を防ぐバリアの役目を果たしている、だから膣内を洗いすぎてはいけない……そんな話を聞いたことがある人も多いと思います。が、どうやら**膣内の乳酸菌のもうひとつの役目は、赤ちゃんが産道をとおるときにお母さんから受け渡される、「最初の贈り物」の役目**のようなのです。

乳酸菌が最初に赤ちゃんの口内から腸内に入り込みコロニーをつくることで、腸内の酸性度が高くなります。それが病原菌の侵入や繁殖を防ぎ、免疫力の弱い産まれたばかりの赤ちゃんを守ってくれます。つまり乳酸菌は、未開拓地にまっさきに入って警護にあたる、先遣隊の役目を果たしているわけです。

また、妊婦の膣内には、ビフィズス菌などのふだんは膣内には存在しない腸内細菌も交じってくることがわかっています。加えて、出産時に便を出すお母さんも多く、赤ちゃんはお母さんの便からもお母さんの腸内細菌たちを吸収します。こうして、**出産時に受け渡されたお母さんの菌たちが、赤ちゃんの腸内フローラの基礎になるのです。**

そう考えると、「妊娠中の食生活は、子どもの腸内環境に影響するか」という問いの答えとしては、「間接的には影響する」と答えるのが正解でしょう。妊娠中に発酵食品をとったり、食物繊維をとったりして自身の腸内環境を整えておけば、出産にあたり赤ちゃんによい腸内細菌を受け渡すことができます。

また、**とくに妊娠中期・後期は、しっかり歯を磨く、水分を十分とるなどして体調管理に努めることも大事**だといえます。虫歯や膀胱炎などになると、治療のために抗生物質を使う必要が出てくることがありますが、抗生物質は病原菌だけではなく腸内にいる菌たちをも殺してしまい、一時的に腸内環境が乱れてしまうからです。

＼妊娠・出産／

A

妊娠中のお母さんの食事は赤ちゃんの腸内環境に影響なし。ただし、出産時までにお母さんの腸内環境を整えることには、大切な意味があります。

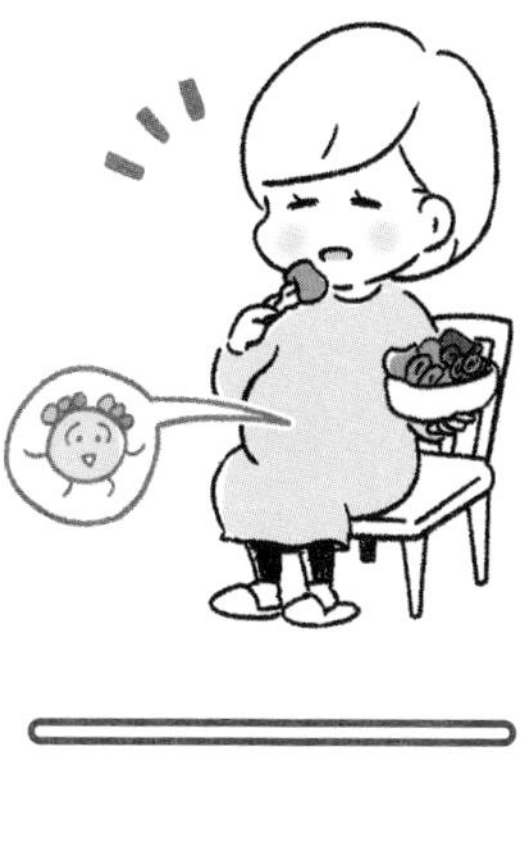

妊娠・出産

Q 腸内環境って子どもに遺伝するの？

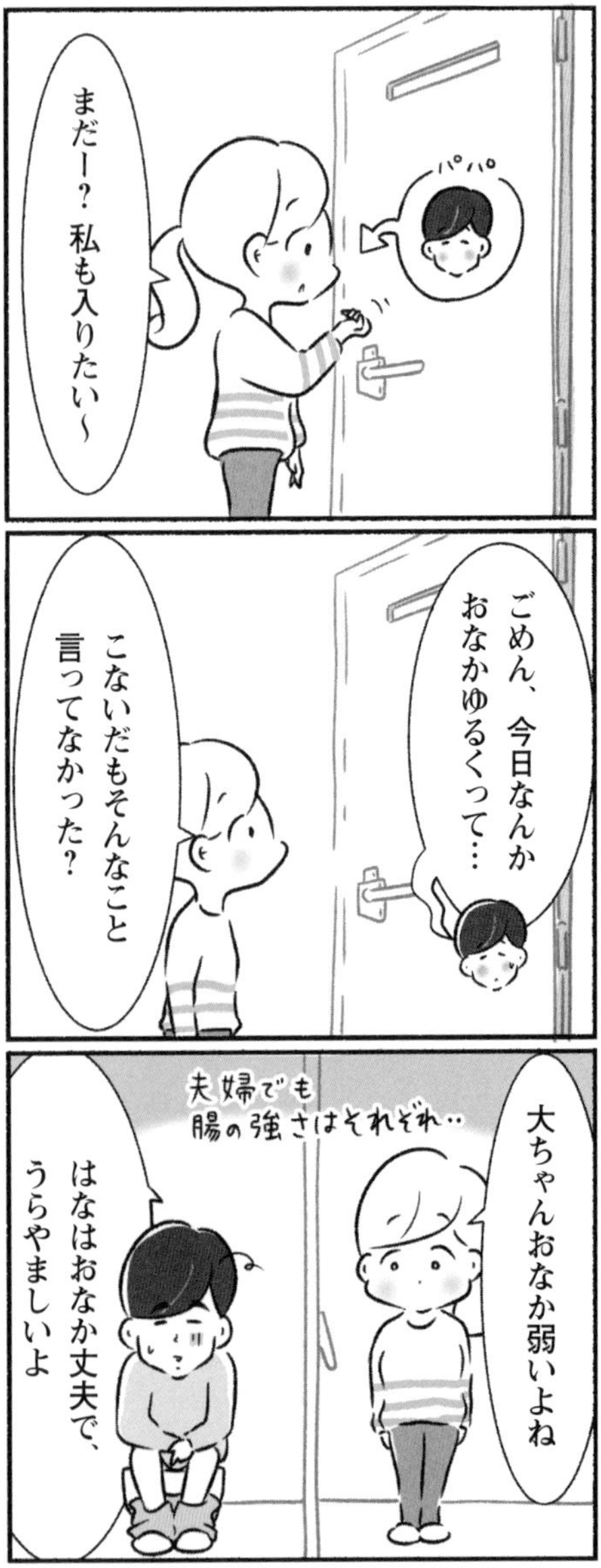
パパ
まだー？ 私も入りたい～
ごめん、今日なんか おなかゆるくって…
こないだもそんなこと 言ってなかった？
大ちゃんおなか弱いよね
夫婦でも 腸の強さはそれぞれ…
はなはおなか丈夫で、うらやましいよ

妊娠・出産

同じ遺伝子をもつ双子でも、腸内細菌は異なる

無菌状態だった赤ちゃんは、この世に生まれ出るときにお母さんの菌に出会い、それが赤ちゃんの腸内環境の基礎になることはご説明しました。それでは、これから赤ちゃんがつくっていく腸内フローラに、遺伝の影響はどのくらいあるのでしょうか。赤ちゃんの腸内フローラは、お父さんやお母さんの腸内フローラと似たものになるのでしょうか。

肥満と腸内細菌に関する研究で知られる、ワシントン大学のジェフリー・ゴードン教授の研究報告よると、「遺伝子がまったく同じ一卵性双生児どうしでも、腸内フローラは異なる」といいます。腸内フローラは、あくまでも生まれた後に形成されるもので、遺伝の影響はほとんどないようなのです。

つまり、お父さんやお母さんがおなかが弱い体質だからといって、子どももそうなるわけではないということです。これは、子どもの可能性を広げてくれる嬉しい情報ではないでしょうか。

遺伝しないのに、腸内環境が似てくるのはなぜ？

腸内細菌の組成を決めているのは遺伝子ではない。しかし、家族の腸内細菌はある程度似ていることがわかっています。少なくとも、他人どうしよりも似ています。赤ちゃんの腸内細菌はたいてい、お母さんの腸内細菌と似ていて、お父さんに似ているという子どもは少ないといわれます。それは、腸内細菌の組成を決めているのが、生まれた直後に接触した人がもっている菌だからです。

赤ちゃんは、産道をとおるときや授乳のときにお母さんの細菌群をもらい、それをもとに、家庭の食生活や生活習慣の影響を受けながら腸内フローラを形成していきます。そしてこの乳児期につくられた組成は、一生変わることはありません。

少し話が変わるようですが、日本人は他国の人に比べて、海苔やワカメなどの海藻をよく食べます。２０１６年に早稲田大学と東京大学大学院の共同研究グループが、日本を含む12か国の人の腸内フローラを調べたところ、他国の人に比べ日本人には、海藻に含まれ

る多糖類を分解する酵素遺伝子をもつ人が非常に多いことがわかりました。昔から習慣的に海藻を食べるなかで、腸内に入ってきた海藻分解能力のある海洋微生物の遺伝子を腸内細菌の一種が受け継ぎ、海藻を分解する力を手に入れたのだと考えられています。日本人の9割が、この海藻を分解できる腸内細菌を保有しているといいます。

腸内フローラは遺伝はしません。しませんが、腸内フローラの形成にあたっては、身近な人の腸内フローラや、食文化・食習慣の影響をおおいに受けることが、右の例からもおわかりいただけると思います。

＼妊娠・出産／

A

腸内フローラは、生まれたあとに形成されるもので、遺伝の影響はほとんどありません。どんな環境で誰に育てられるかが大きく関係しているんです。

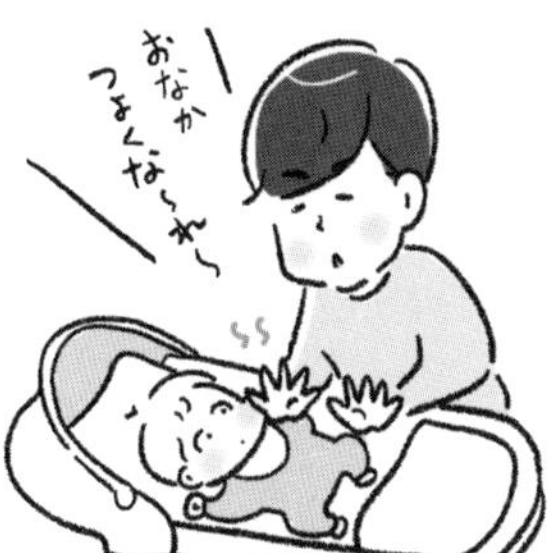

妊娠・出産

Q 帝王切開だと必要な菌を獲得できないって本当？

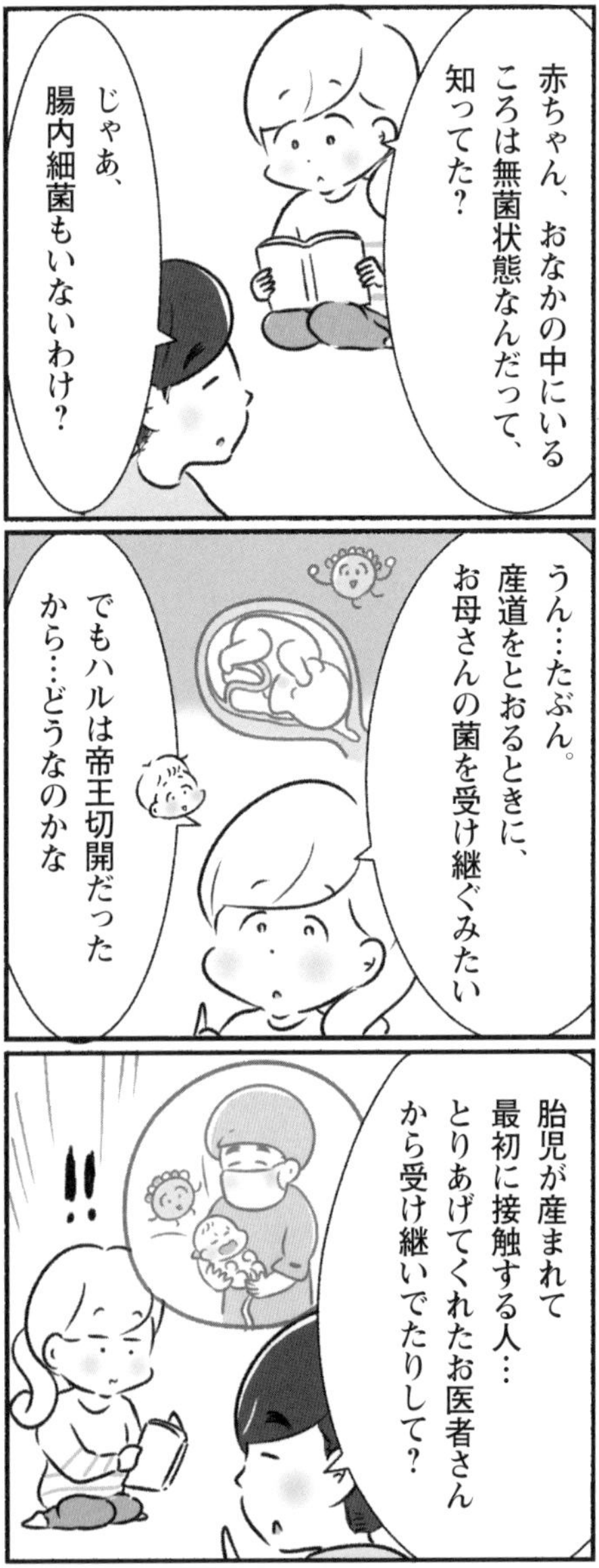

赤ちゃん、おなかの中にいるころは無菌状態なんだって、知ってた？
じゃあ、腸内細菌もいないわけ？
うん…たぶん。産道をとおるときに、お母さんの菌を受け継ぐみたい
でもハルは帝王切開だったから…どうなのかな
胎児が産まれて最初に接触する人…とりあげてくれたお医者さんから受け継いでたりして？
‼

膣内の菌を受け取るかわりに、皮膚などから菌を受け取る

経膣分娩の赤ちゃんはお母さんの産道をとおるときに、膣内に生息している約1000億個以上の菌を引き継ぎます。経膣分娩で生まれた赤ちゃんの新生児期の腸内細菌は、出産時のお母さんの膣内の細菌とほぼ同じ構成であることがわかっています。

それでは、帝王切開の赤ちゃんはどうでしょう？　産道を通過せずに生まれてきた赤ちゃんは、お母さんの膣内の菌をもらうことができません。「最初の贈り物」なしで、どうやって「菌との共生」をスタートできるのでしょうか。

でも、大丈夫。心配しすぎないでください。

まず赤ちゃんは、お母さんやお父さん、医療スタッフなどに抱っこされることで、手などについていた皮膚常在菌を受け取り、それを基礎にして腸内フローラの形成をスタートします。その後も周りの環境からたくさんの菌を取り込みながら、腸内フローラを形成していきます。

さらに母乳を飲むことによっても、赤ちゃんは有益な菌を受け取ることができます。通常はお母さんの膣や腸にいる菌たちが、血流にのって大腸から乳房へと移動して、赤ちゃんの口に入るからです。菌たちを乳房まで運んでいるのは、樹状細胞とよばれる免疫細胞です。どうやら免疫細胞は、病原菌をやっつけるだけではなく、よい菌を赤ちゃんに引き渡す手伝いもしているらしいのです。

このようにして、**自然分娩の赤ちゃんと帝王切開の赤ちゃんの腸内細菌は、出生直後こそ大きく異なるものの、生後1か月ほどでほとんど同じになる**といわれています。

帝王切開の赤ちゃんこそ、積極的に菌にふれさせよう

とはいえ帝王切開の赤ちゃんは、自然分娩の赤ちゃんに比べるとスタート時点でやや遅れをとることは事実です。いまや先進国では、4分の1から3分の1の赤ちゃんが帝王切開で生まれているそうですが、帝王切開で生まれた子はそうでない子に比べて、感染症になったり、アレルギーを発症したり、自閉症になる確率が高いということも明らかになっ

てきています。

ですから、帝王切開で生まれた赤ちゃんはとくに、積極的にさまざまな菌にふれさせて、赤ちゃんの体内の菌の種類を増やし、腸内環境を豊かにするように心がけたいものです。抱っこや入浴などのスキンシップでも、お母さんやお父さんがもっている菌を受け渡すことはできますので、ぜひ積極的にスキンシップをとりましょう。赤ちゃんの周りやふれる物を除菌・殺菌しすぎて、赤ちゃんの腸内フローラの一員になるかもしれない菌を殺してしまわないように、気をつけなくてはなりません。

\ 妊娠・出産 /

A

帝王切開で生まれた赤ちゃんも環境中の菌を取り入れて腸内フローラを形成していき、生後1か月で自然分娩の赤ちゃんにほぼ追いつきます。

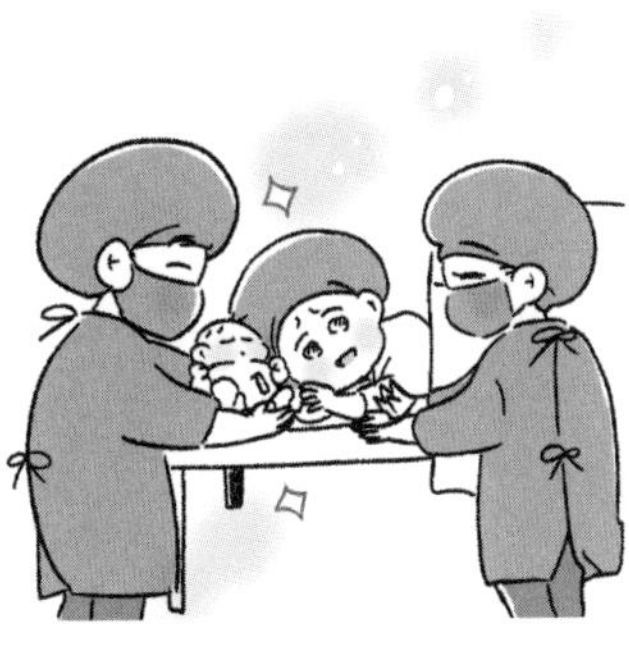

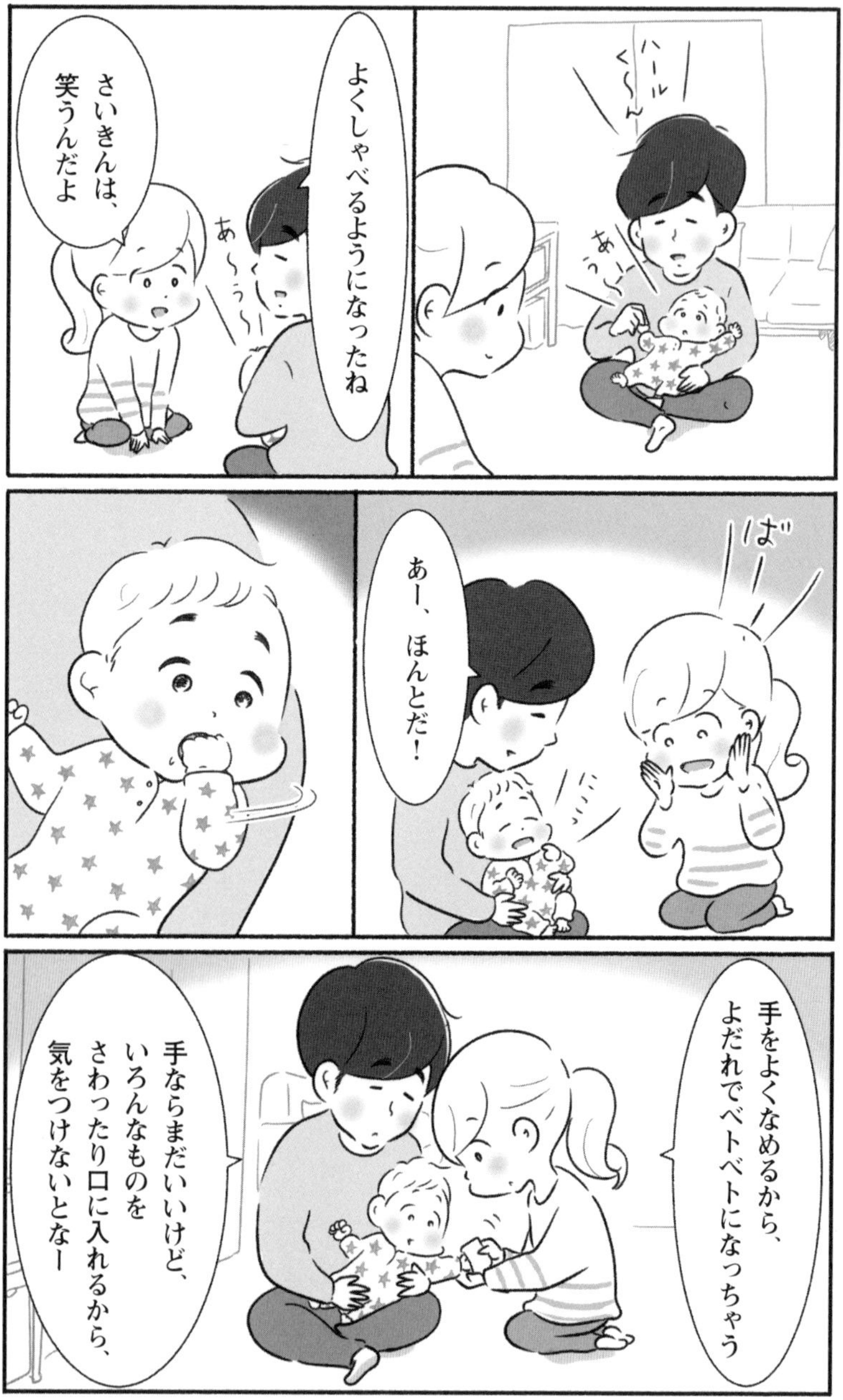
ハールくーん
あーう～
よくしゃべるようになったね
あ～う～
さいきんは、笑うんだよ
ば
あー、ほんとだ！
にこっ
手をよくなめるから、よだれでベトベトになっちゃう
手ならまだいいけど、いろんなものをさわったり口に入れるから、気をつけないとなー

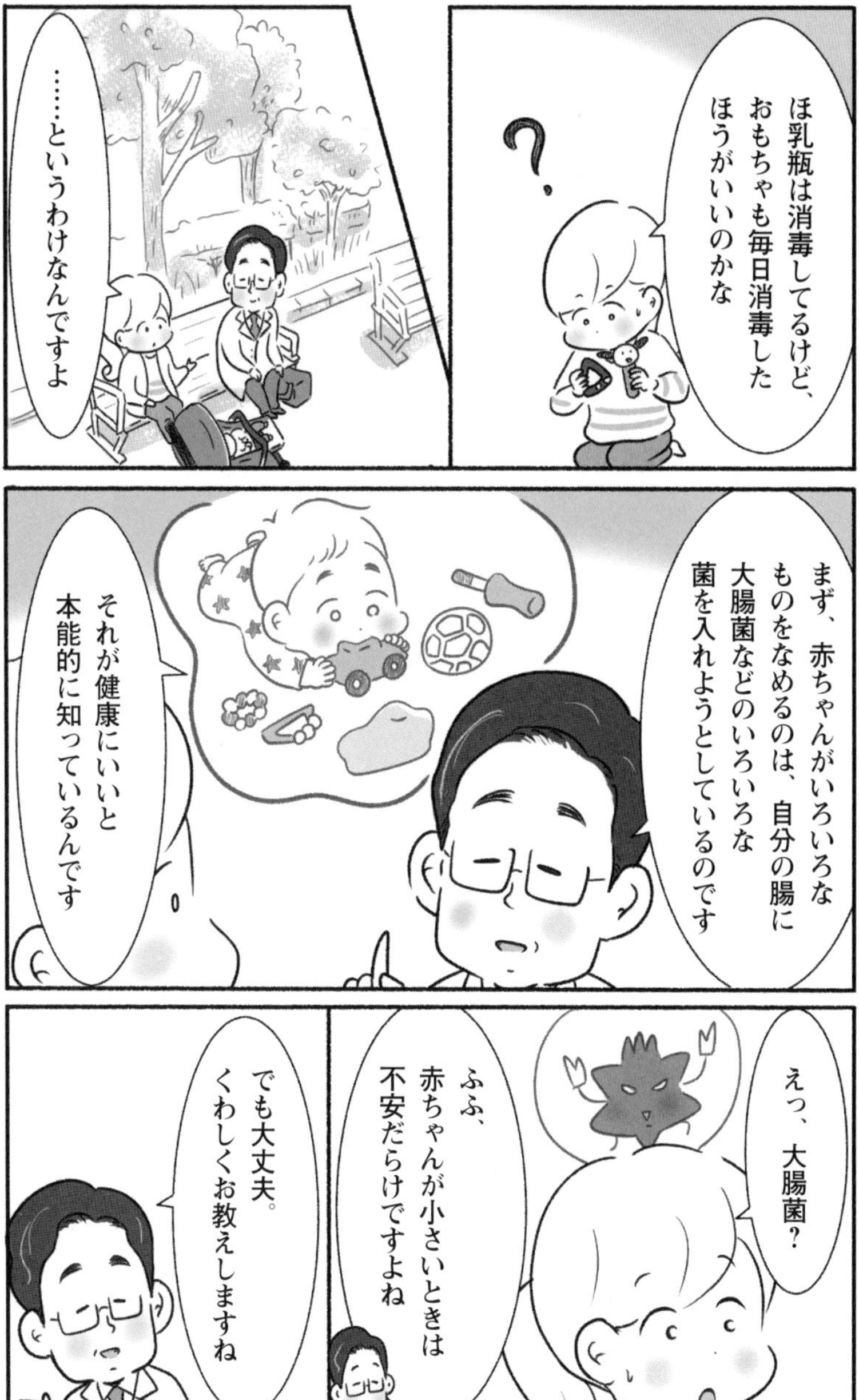
ほ乳瓶は消毒してるけど、おもちゃも毎日消毒したほうがいいのかな
?
……というわけなんですよ
まず、赤ちゃんがいろいろなものをなめるのは、自分の腸に大腸菌などのいろいろな菌を入れようとしているのです
それが健康にいいと本能的に知っているんです
えっ、大腸菌?
ふふ、赤ちゃんが小さいときは不安だらけですよね
でも大丈夫。くわしくお教えしますね

新生児〜0才

Q

初乳ってどうして大事なの？

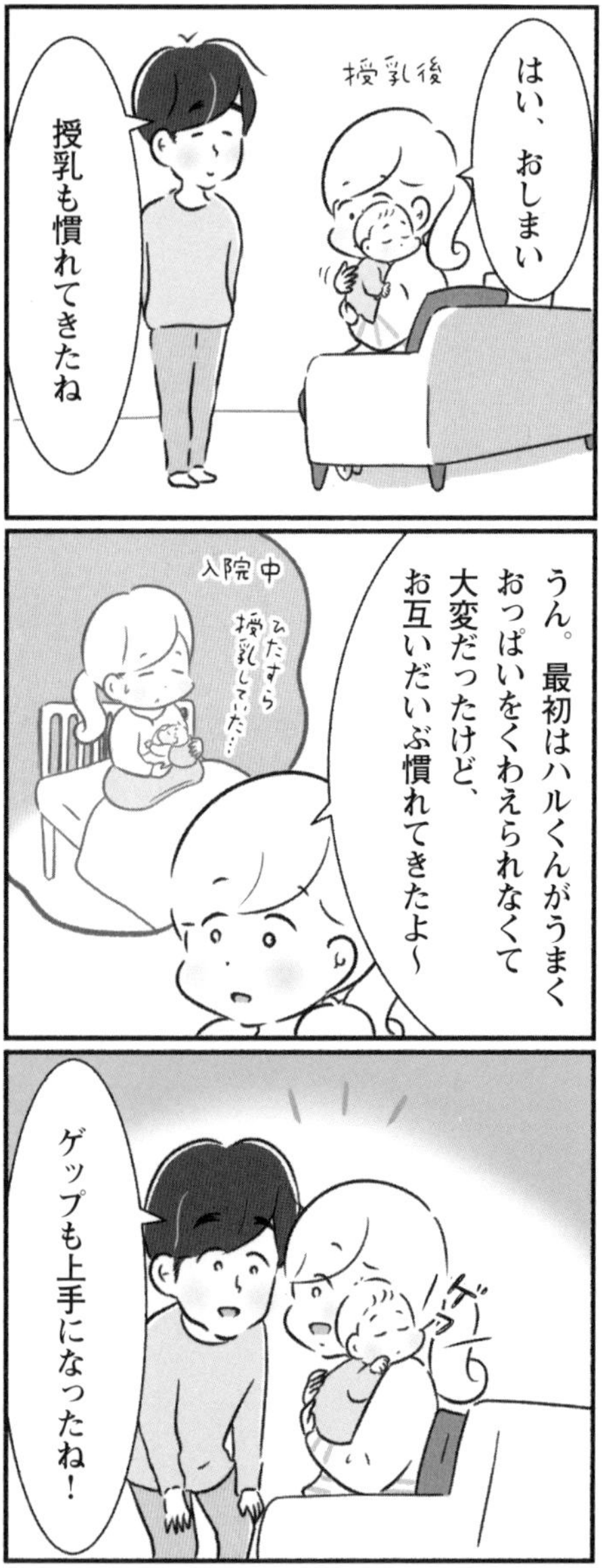

授乳後
はい、おしまい
授乳も慣れてきたね
うん。最初はハルくんがうまくおっぱいをくわえられなくて大変だったけど、お互いだいぶ慣れてきたよ〜
入院中
ひたすら授乳していた…
ゲプ
ゲップも上手になったね！

初乳には豊富な栄養と免疫成分が詰まっている

母乳の成分はずっと同じではなく、赤ちゃんの成長に応じて変わっていきます。出産直後から数日間出る特別な母乳のことを、「初乳」といいます。黄色くて粘度が高く、どろっとしているのが特徴です。人によって初乳が出る期間は異なりますが、一般的には1週間くらいです。その後は「成乳」と呼ばれるサラサラとした白い母乳に変わっていきます。

赤ちゃんの体を強くするためには、この「初乳」を飲ませることがとても大切というのは聞いたことがあるでしょう。その理由をご説明しますね。

初乳の色が黄色いのは、β-カロテンが多く含まれているから。β-カロテンは、赤ちゃんの皮膚や粘膜、免疫機能を正常に保つために必要な栄養素です。初乳にはほかにも、ビタミンA、D、Eやコレステロールなど、さまざまな栄養がギュッと詰まっています。

しかし、**初乳の役割は栄養補給だけではありません。初乳のいちばん大事な役目は、赤ちゃんに免疫を与えることです。**

私たちの体には、病原菌やウィルスに抵抗して体を守ろうというはたらきがあり、このときにはたらく物質を「抗体」といいます。赤ちゃんはもともとこの抗体をもっておらず、自分でつくり出すこともまだできません。そのため抗体は、お母さんから赤ちゃんに受け渡されるしくみになっています。**初乳に含まれるたんぱく質には、ＩｇＡ抗体やラクトフェリンといった免疫物質がたっぷり含まれていて、これが赤ちゃんにはとても大切なのです。**

人間の赤ちゃんは、ほかの動物にくらべて非常に未熟な状態で生まれてくることが知られています。二足歩行をするようになり、胎盤に重力がかかるようになって胎盤が小さくなったこと、また、脳が発達して頭が大きくなったことで、赤ちゃんを十分に育つまで胎内に入れておくことが難しくなったからです。当然、未熟な赤ちゃんほど病原体に弱い。だから人間の赤ちゃんにとって、初乳でもらえる免疫物質はとても大切なのです。

初乳には乳酸菌のエサもたくさん含まれている

新生児～0才

A

初乳には、赤ちゃんを病気にかかりにくくするために必要な成分や栄養がたっぷり含まれているんです。

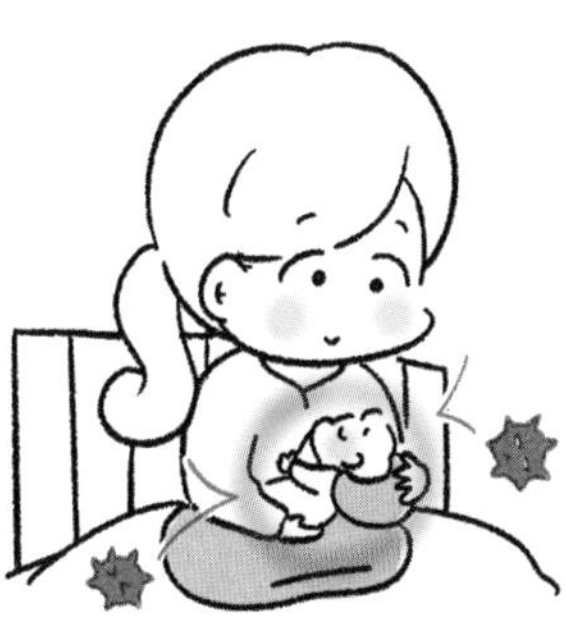

初乳には、オリゴ糖という糖もたくさん含まれています。じつはこのオリゴ糖、赤ちゃん自身の栄養にはなりません。では、なんのために初乳にたくさん含まれているかというと、赤ちゃんの腸内の乳酸菌やビフィズス菌たちの食料となるためです。お母さんの膣内から「最初の贈り物」として赤ちゃんの腸内にやってきた乳酸菌やビフィズス菌たちは、初乳に含まれるオリゴ糖を栄養にして赤ちゃんの腸内で増殖し、病原菌から腸内を守ってくれるのです。

オリゴ糖は成乳にも含まれますが、赤ちゃんの腸内フローラが安定してくるにしたがって、母乳のなかのオリゴ糖含有量は減ってくることがわかっています。

新生児～0才

Q 新生児のうちは外出は控えたほうがいい？

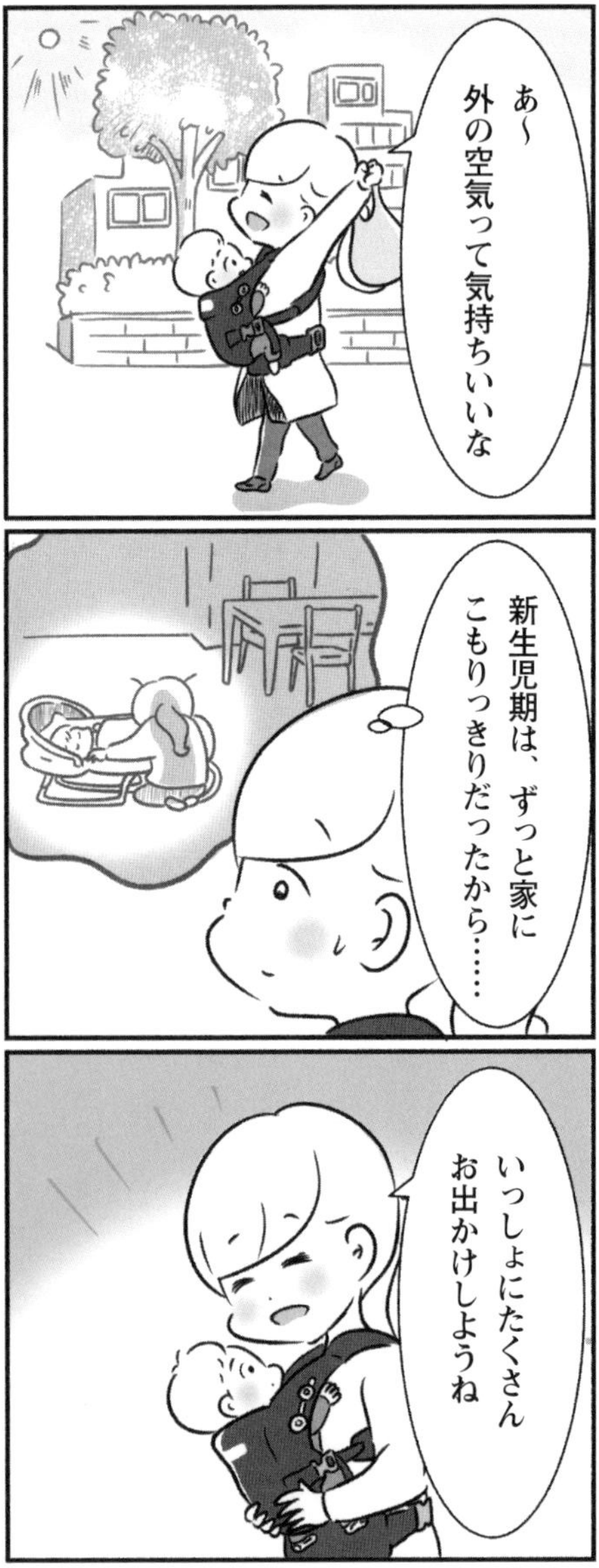
あ～
外の空気って気持ちいいな
新生児期は、ずっと家に
こもりっきりだったから……
いっしょにたくさん
お出かけしようね

新生児のうちは未熟で免疫力も不十分

昔は、「百日のお宮参りまでは、赤ちゃんを人ごみに連れて行かないほうがいい」とよくいわれました。現代では、1か月健診まではできるだけ外出を控えるよう指導されることが多いのではないでしょうか。この理由としてはやはり、前の項でお伝えしたように、生まれたばかりの赤ちゃんは未熟で抗体も不十分なため、病気になりやすいからです。

生後1か月までは家族といっしょに湯舟に入らず、沐浴をさせるのも同じ理由からです。お風呂のお湯は菌だらけ！という話はよく耳にしますね。逆に、ある程度成長して免疫力がついてからは、お風呂は家族から赤ちゃんへ菌を受け渡すためのかっこうの場所ともいえます。2019年に発表された森永乳業とアイルランドのAPCマイクロバイオーム研究所との共同研究によると、家族でいっしょに入浴するという日本人の習慣は、ビフィズス菌をはじめとする腸内細菌の家族間伝播(でんぱ)に役立っている可能性が高いようです。

大事なのは、段階をふむことです。免疫力の不十分な新生児のうちは、まずは窓を開けて、窓ごしに外の風や光にあてるところからはじめます。次に、抱っこのままベランダや庭に出てすごす時間をつくり、少しずつ外の環境に慣らしていきましょう。そうして、1か月健診で問題なければ、いざ、外出デビューです。

外出は、家の中にないさまざまな菌にふれる機会

赤ちゃんは外に出るようになると、家にはいないさまざまな菌にふれることになります。

とくに土にいる土壌菌は、腸内細菌の最大勢力で、腸内にすまわせたい菌の代表です。

丈夫な腸内環境をつくるには、小さいうちに、いい菌も悪い菌も含めて、できるだけたくさんの種類の菌に出会わなくてはなりません。生まれてから約1年半で腸内フローラの組成バランスは決まり、この組成バランスを一生もち続けることになります。この時期までにいろいろな人やもの、自然などに接して、多くの菌を取り込むことで、病気に強い、アレルギーになりにくい子に育つのです。

多くの研究によって、一人っ子よりきょうだいのいる赤ちゃんのほうが、アレルギー症

状をもつ確率が低いことがわかっています。きょうだいが外遊びをしてもらってくるさまざまな菌たちと、早い時期に接触することが要因と考えられています。

外の空気を吸い、自然をながめながら時間をすごすことは、お母さんやお父さんにとっても、気持ちをリフレッシュしたり、癒してくれる効果があります。短い時間から少しずつ赤ちゃんといっしょの外出をはじめて、外気にふれさせるのがよいでしょう。とはいえ、人込みや空気の悪いところは避け、無理はしないことが大切です。

| 新生児〜0才 |

A

新生児のうちは外出を控え、体力がついてきた生後1か月から少しずつ外出をはじめます。外出はさまざまな菌に出会える貴重なチャンスです。

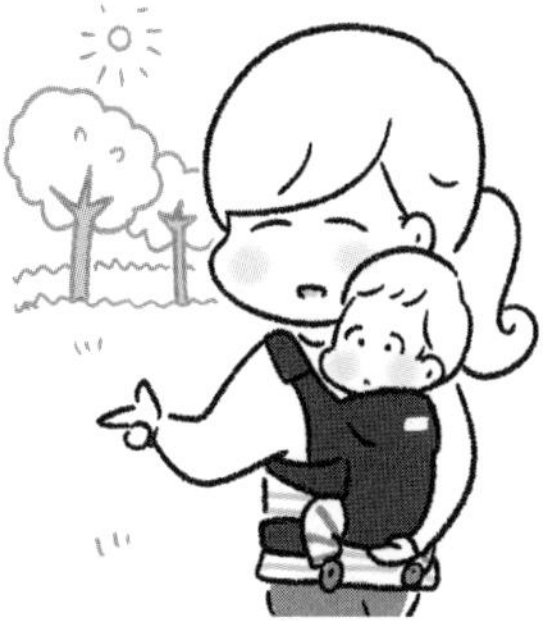

新生児〜0才

Q

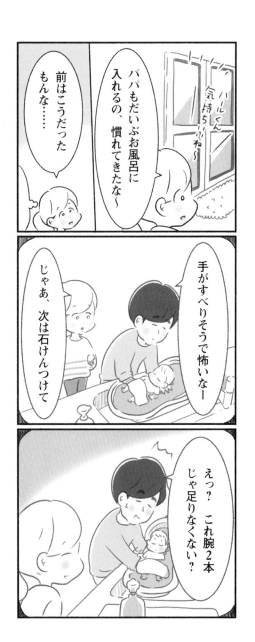

沐浴や入浴のときは石けんも使ったほうがいい？

皮膚常在菌たちが、私たちの肌を守っている

PART1の最初にもちらりとお話ししましたが、私たちの体に暮らしている菌は、腸内細菌だけではありません。私たちの肌には、たくさんの「皮膚常在菌」がすんでいます。

皮膚常在菌には、表皮ブドウ球菌、黄色ブドウ球菌、アクネ菌など、約10種類があります。これらは肌のコンディションを保つために、重要なはたらきをしています。皮膚の表面の脂肪を食べて、皮脂膜（脂肪酸の膜）をつくり、皮膚を弱酸性に保つというはたらきです。それによって、皮膚を病原菌や紫外線など外部の刺激から守ってくれているのです。

この皮脂膜は、肌を乾燥から防ぎ、肌のうるおいや柔軟性を保つはたらきもしてくれています。いわば、皮膚常在菌たちがつくり出す「天然の美容液」といってもいいでしょう。

ところが、石けんで肌を洗うことで、皮膚常在菌の約9割が失われてしまいます。元の状態に戻るには、若い人でも12時間、年齢を重ねた人は20時間もかかるといいます。ごしごし洗えば、せっかくつくった皮脂膜も簡単に破れてしまいます。肌のバリアである皮脂膜が破れると、その下にある角質層がもろくなってはがれやすくなり、水分が失われて肌

がカサカサになります。そうすると、病原菌がつきやすくなるので、感染症やアレルギー性皮膚炎にもなりやすくなってしまいます。

赤ちゃんの肌にも、もちろん皮膚常在菌たちがたくさんいて、病原菌から守ってくれています。しかし赤ちゃんの皮膚はとても薄く、バリア機能が未熟。大人の肌と比べて、水分量が少なく、乾燥しやすい状態にあります。また、生まれた直後はお母さんの黄体ホルモンのはたらきで皮脂が多く分泌されていたのが、4か月を過ぎたころから急に少なくなり、肌トラブルを起こしやすい状態になるといわれています。

赤ちゃんは思っている以上に汗っかき

では、赤ちゃんに石けんを使うのはやめておいたほうがよいのか……というと、そういうわけでもありません。赤ちゃんは、とても汗っかきですよね。体から汗が出る穴を「汗腺」といいますが、じつは、**あんなに小さい赤ちゃんの体には、大人と同じ数の汗腺がありま**

す。つまり、同じ面積に大人の6～7倍もの汗腺があるということです。汗はアルカリ性なので、放置しているとアルカリ性を好む黄色ブドウ球菌が増殖し、あせもなどの皮膚トラブルを起こします。赤ちゃんの汗や汚れを洗い流してあげるのは、大切なことです。**ポイントは、弱酸性の石けんを選ぶことです。**弱酸性の石けんであれば、皮脂を落としすぎない低刺激で、かつ、皮膚トラブルの原因となるアルカリ性を中和することができます。加えて、お風呂から上がったら保湿剤を塗って、薄い皮膚を保護してあげるのも大切です。もちろん、ごしごし洗いすぎたり、タオルでごしごし拭いたりするのは禁物です。

新生児～0才

A

肌を守ってくれる菌まで洗い流してしまわないよう、弱酸性の石けんを使ってやさしく洗ってあげましょう。入浴後の保湿も忘れずに。

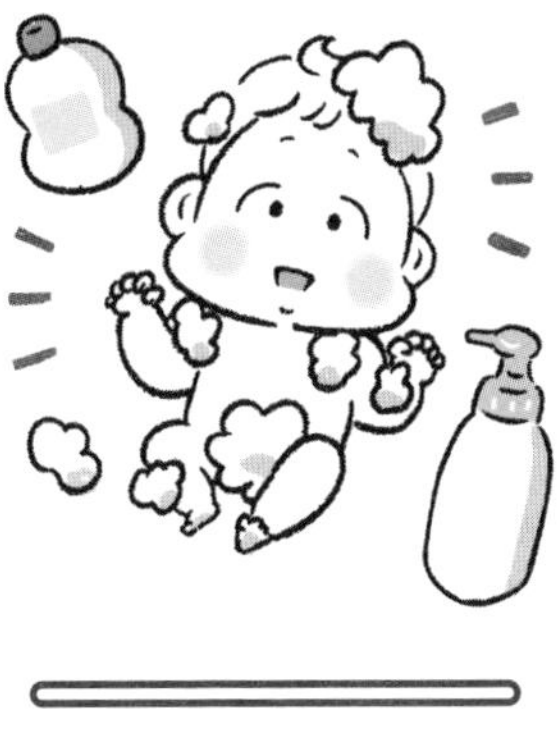

新生児〜0才

Q

予防注射はどれも必要？

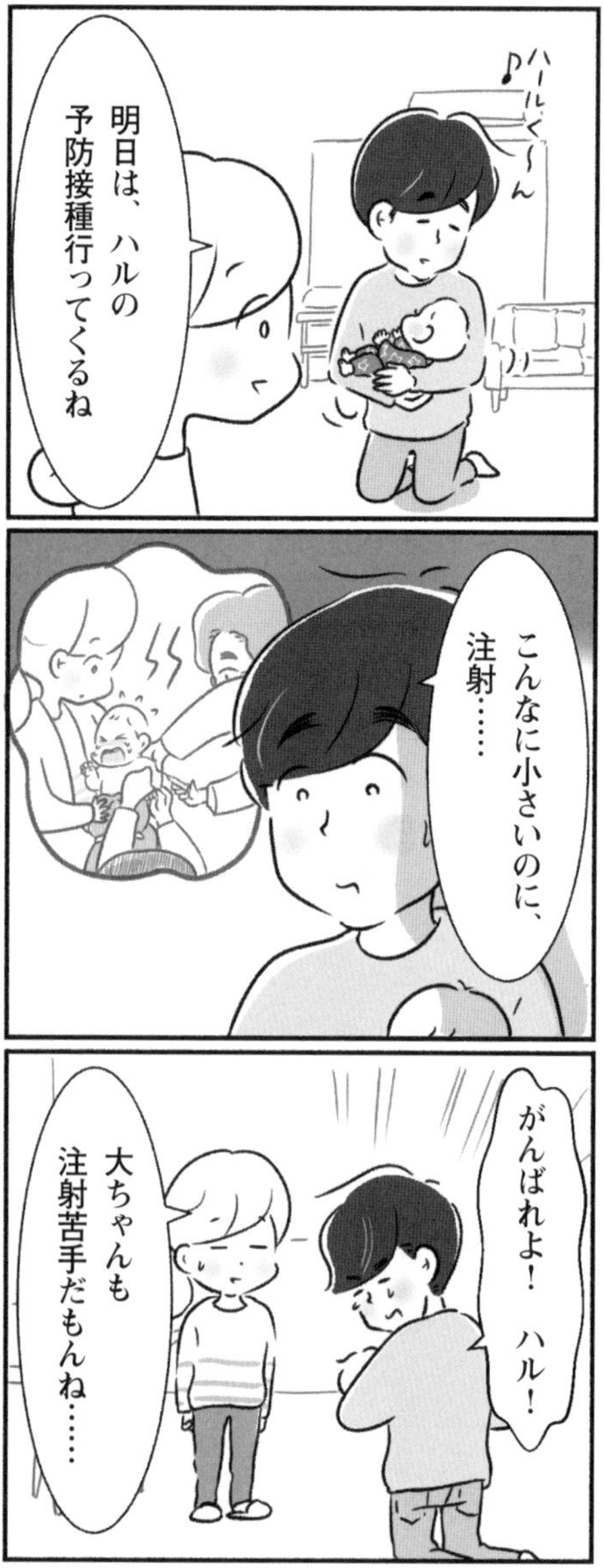

ハールくーん♪
明日は、ハルの予防接種行ってくるね
こんなに小さいのに、注射……
がんばれよ！ ハル！
大ちゃんも注射苦手だもんね……

母体由来の抗体は、生後4～6か月でなくなってしまう

この本では、豊かな腸内フローラを形成するためには、3才までに多種多様な菌にふれる必要があることをお伝えしています。ですがもちろん、菌のなかには人を害する病原菌もいますし、この世には人を害するウィルスも存在します。**安心して多種多様な菌にふれるためにも、定められた予防接種をきちんと受けることが大切です。**

64ページで、赤ちゃんはお母さんの初乳からIgAという抗体をもらうという話をしました。赤ちゃんがお母さんから受け取る抗体には、IgAのほかに、胎児のときにへその緒を通じて受け取っているIgG(アイジージー)という抗体もあります。このIgAとIgGの効果で、生まれたばかりの赤ちゃんは守られているのです。IgGははしか、風疹(ふうしん)、水疱瘡(みずぼうそう)、おたふくかぜなどから守ってくれる抗体です。IgAは、ポリオ、溶連菌(ようれんきん)、肺炎球菌(はいえんきゅうきん)などを抑制してくれます。

しかし、**これらの母体由来の抗体は赤ちゃんの成長とともにじょじょに減っていき、生後4～6か月ごろにはほとんどなくなって無防備な状態になります。**赤ちゃんの予防接種

は、この抗体がなくなる時期に合わせて、さまざまに設定されています。

また、母体由来の抗体では防げない病気も、予防接種によって予防できます。

予防接種には、予防接種法により推奨されている「定期接種」（無料）と、「任意接種」（原則として有料）があり、一般的に、生後6か月までに接種回数は15回以上もあります。予防接種が推奨されているのは、感染力が強かったり、重症化の心配がある病気です。多すぎると感じるかもしれませんが、赤ちゃんの未熟な免疫を補うためのシステムですので、ぜひ積極的に受けていただきたいと思います。

免疫細胞は病原体の情報を記憶し、次の攻撃に備えている

予防接種のしくみをご説明しましょう。

母体由来の抗体がなくなってくると、赤ちゃんはそれ以降、自分自身の免疫系をはたらかせて抗体をつくり出すようになります。抗体は、体内に侵入してきた病原体の一部を免

疫細胞が取り込み、その情報に基づいてつくられるオーダーメイドの武器です。一度抗体をつくると、そのはたらきが記憶され、また同じ病原体が入ってきたときにすぐにぴったりの抗体をつくって応戦することができます。

このシステムを利用しているのが、ワクチンです。ワクチンは、人工的に増殖させた病原体を無毒化させたり、弱毒化させたものです。ワクチンを体内に取り込むと、免疫細胞が反応して抗体をつくり、ワクチンの病原体を攻撃。同時に病原体の情報を記憶して、次回の攻撃に備えます。これにより、いざ本物の病原体が侵入してきたときに、発病したり重症化したりすることを防ぐのです。

新生児〜0才

A

免疫細胞に予習をさせて本番の攻撃に備える予防接種。安心して多種多様な菌にふれるためにもとても大切です。

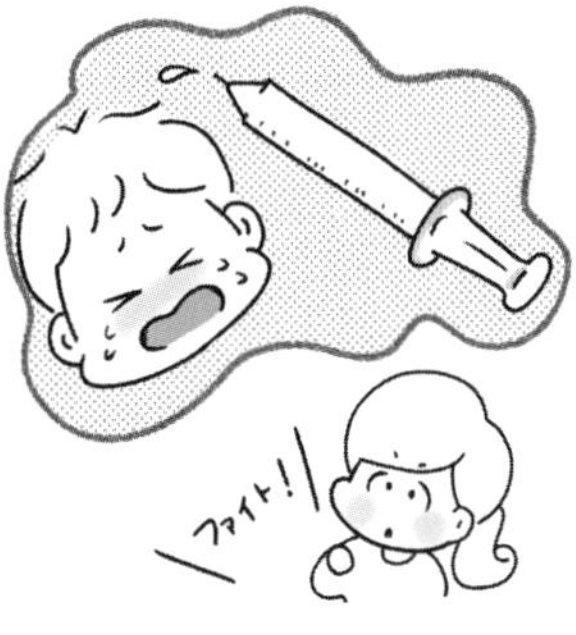

新生児〜0才

Q

母乳で育てないと腸内環境も整わない？

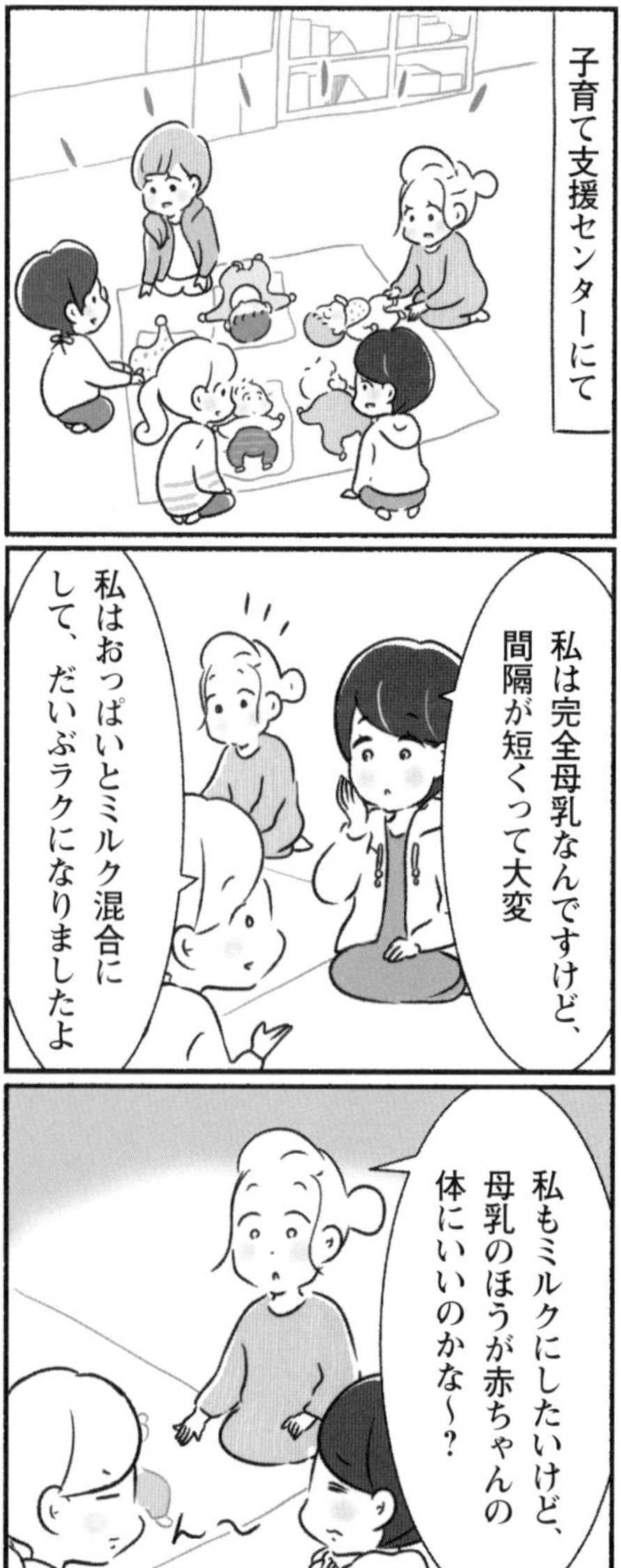
子育て支援センターにて
私は完全母乳なんですけど、間隔が短くって大変
私はおっぱいとミルク混合にして、だいぶラクになりましたよ
私もミルクにしたいけど、母乳のほうが赤ちゃんの体にいいのかな〜？
ん〜

母乳にたっぷり含まれているオリゴ糖

母乳には、免疫力を与え、消化管の発達を促し、健全な腸内フローラを確立させる多くの物質が含まれています。赤ちゃんにとって、唯一の完全な食べものといえるでしょう。

母乳の固形成分のなかで、乳糖、脂質に次いで多く含まれているのがオリゴ糖です。乳糖や脂質は小腸で吸収されて赤ちゃんの栄養源になりますが、オリゴ糖は65ページでお伝えしたとおり、赤ちゃんの直接の栄養源にはなりません。赤ちゃん自身ではなく、腸内の善玉菌である乳酸菌やビフィズス菌の食料となります。ビフィズス菌は、オリゴ糖を消化するときに短鎖脂肪酸という代謝産物をつくり出しますが、この短鎖脂肪酸が、赤ちゃんの免疫系の発達に重要な役割を果たすのです。

また、赤ちゃんの腸内環境は最初のころ、とても不安定で、一時的に大腸菌などの悪玉菌がどっと増えるときがあります。それに対抗するかのように、生後4日を過ぎたあたりからどっと増えるのがビフィズス菌で、悪い菌を駆逐（くちく）していきます。以降、離乳食がはじまるまで、赤ちゃんの腸内はビフィズス菌優勢に保たれます。このような乳児ならではのビフィズス菌優勢の腸内環境を支えているのが、母乳に含まれているオリゴ糖なのです。

オリゴ糖は初乳には1リットルあたり20g、成乳には1リットルあたり10g含まれ、1歳を迎えるころには5g未満に減っていくといいます。人は乳児期にビフィズス菌と共生するという進化をとげ、それを支えたのがオリゴ糖というわけです。

進化している粉ミルク

しかし、**だからといって「赤ちゃんは母乳で育てないと、腸内環境が整わない」というわけではありません。粉ミルクは牛乳成分でできていますが、人間の母乳の成分を手本にしながら、赤ちゃんに最適と考えられる成分配合でつくられています。**最近ではとくに腸内環境に注目した商品開発が行われており、オリゴ糖やラクトフェリンなども成分に含まれるなど、かなり母乳に近い組成になっています。今後も、母乳に新たな成分が発見されるたびに、さらなる進化をとげていくことでしょう。

離乳食が始まると、赤ちゃんの腸内には、ビフィズス菌や乳酸菌の代わりに食べ物に合った菌が増えてきます。そのころには母乳の赤ちゃんと粉ミルクの赤ちゃんの腸内には、ほとんどちがいはなくなっているといえます。

とはいえ、免疫(IgA)や白血球など、母乳にしかない成分はやはり存在します。粉ミルクで育つ赤ちゃんは母乳の赤ちゃんに比べて、感染症にかかりやすい、肥満になるリスクが高いなどの調査報告もあります。**粉ミルクを使う場合は、免疫力の70%を担っている腸を育てることが、よりいっそう大切です。**さまざまな菌に出会える機会をつくり、腸内細菌を大事にする生活を、赤ちゃんのときから心がけましょう。

新生児〜0才

A

母乳で育った赤ちゃんの腸内はビフィズス菌や乳酸菌が豊富。しかし粉ミルクで育つ赤ちゃんも、腸内環境をよくすることはできます。

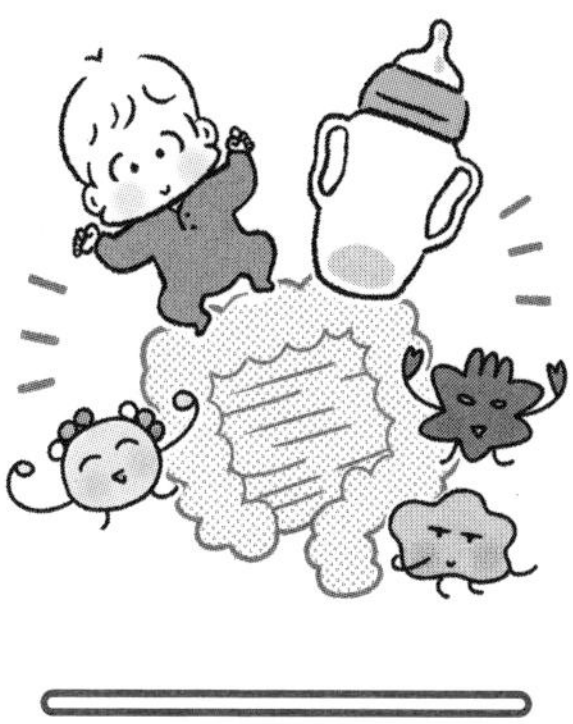

新生児〜0才

Q

ほ乳瓶はいつまで殺菌消毒すればいいの？

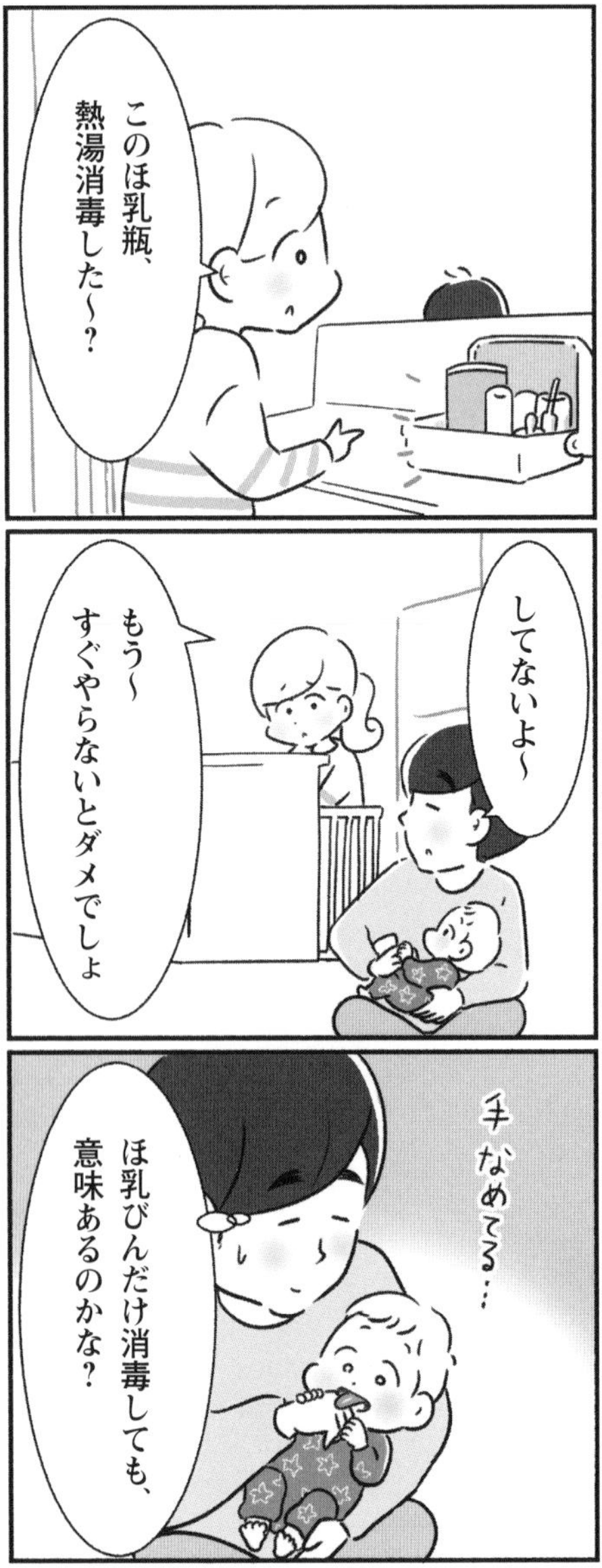

このほ乳瓶、熱湯消毒した〜？
してないよ〜
もう〜 すぐやらないとダメでしょ
手なめてる…
ほ乳びんだけ消毒しても、意味あるのかな？

怖いのはサカザキ菌とサルモネラ菌

一般的にほ乳瓶は、使うたびに洗剤で洗うのに加えて、煮沸をしたり専用の薬液に浸けたりして殺菌消毒することが必要といわれます。しかし赤ちゃんは、**生後2か月ごろから自分の手をなめるようになりますし、ハイハイをするようになると床をなめたりもします。「ほ乳瓶だけ念入りに消毒する必要があるのかな？」と、疑問に思うこともあるでしょう。**

ＷＨＯ（世界保健機関）が２００７年にまとめたガイドラインによると、「ほ乳瓶は徹底的に洗浄し滅菌することが非常に重要」とされています。懸念されるおもな病原菌は、サカザキ菌とサルモネラ菌で、感染すれば腸炎や髄膜炎(ずいまくえん)を起こす可能性があります。

サカザキ菌は、粉ミルクの製造過程で入り込む可能性のある菌です。サルモネラ菌は、ミルクに含まれているのではなく、粉ミルクを開封したときや調乳するときに入り込む可能性がある菌です。どちらも70度以上の高温でほぼ死滅します。調乳の際、いったん70度以上の熱湯で溶かしてから人肌まで冷ますことになっているのは、このためです。

また、温かくて栄養豊富なミルクは、それ以外の雑菌も繁殖しやすいものです。赤ちゃんは免疫機能が未熟なため、雑菌が消化不良などの原因になる可能性があります。だから、いったん調乳したミルクは飲み残しがあっても必ず捨て、使ったほ乳瓶は、洗い残しのないようにきれいに洗う必要があるのです。

清潔を求めすぎるとアレルギーになりやすい

とはいえ、少し熱めのお湯と洗剤できちんと洗ってよく乾かせば、細菌やウィルスはほぼ洗い流せます。**抵抗力がとくに弱い生後1か月までは、殺菌消毒をするのが安心ですが、それ以後は、殺菌消毒までは必要ありません。**

こんなデータがあります。きょうだいの数が多いほど、アレルギーになる子が少なくなるというものです。要は、一人っ子は親が神経質になって、子どもに手をかけすぎるのです。子どもが汚いものをさわったり口に入れようとしたら、慌てて取り上げますよね。しかしきょうだいが多いと目が行き届かず、親もつい「いいかげん」になって、衛生対策もほどほどになりがち。それが結果的に、功を奏しているということです。

清潔に対して神経質になりすぎず、殺菌消毒剤を使いすぎず、適度に「いいかげん」な生活をめざすことが、赤ちゃんの免疫力を高めることにつながります。

母乳をあげる場合も、以前は病原菌から赤ちゃんを守るために、乳頭を清浄綿で拭くように指導されていましたが、現在では推奨されていません。母乳はお母さんの血液からつくられ、免疫細胞である白血球も含まれているため、それ自体に殺菌効果があります。逆に、消毒することによる摩擦や乾燥で乳頭が傷つき、病原菌が繁殖する可能性があります。

新生児〜0才

A

生後1か月をすぎたら、お湯と洗剤で洗うだけで大丈夫。殺菌消毒剤を使いすぎる生活はアレルギーの原因になる可能性もあります。

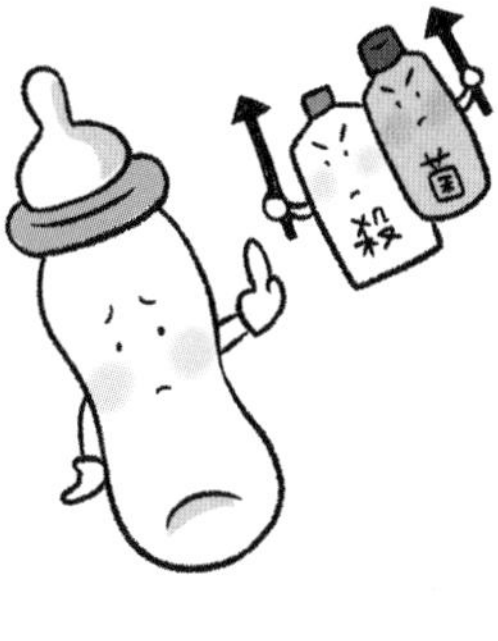

新生児〜0才

Q 保育園を選ぶとき、大切にするべきことは何？

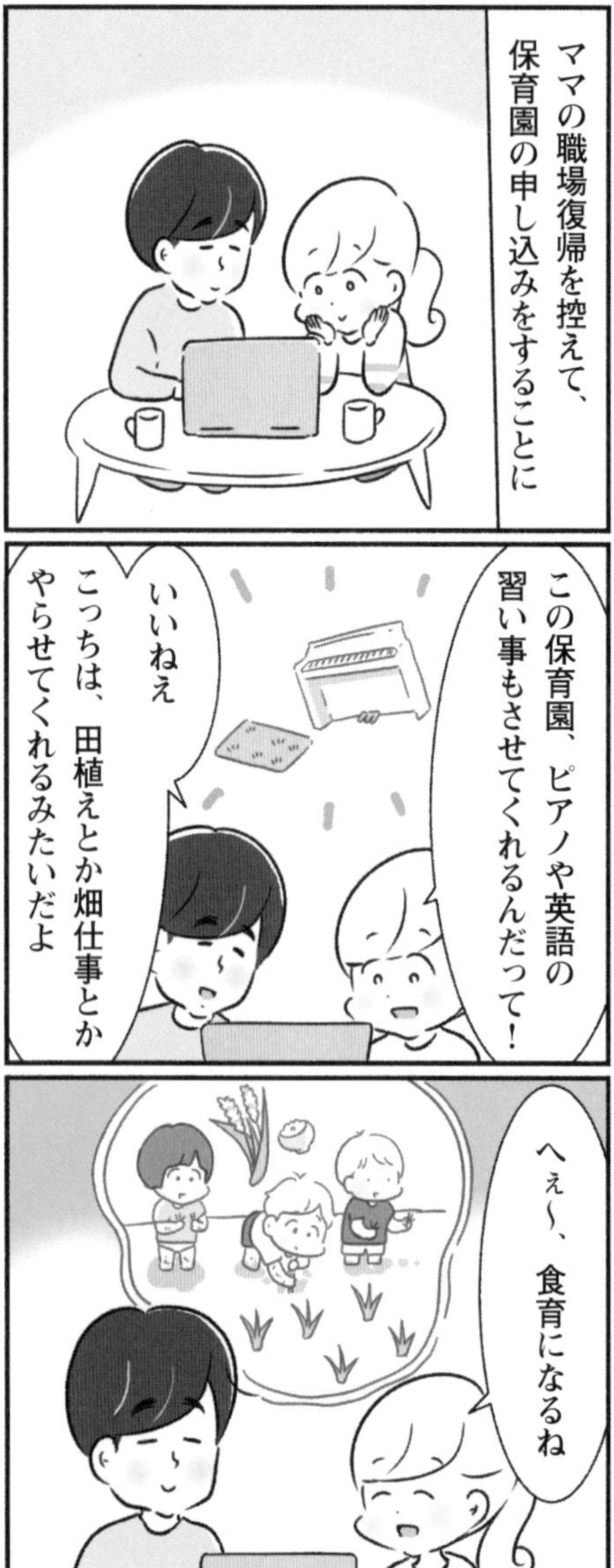

ママの職場復帰を控えて、
保育園の申し込みをすることに
この保育園、ピアノや英語の
習い事もさせてくれるんだって！
いいねえ
こっちは、田植えとか畑仕事とか
やらせてくれるみたいだよ
へぇ〜、食育になるね

裸足で走り回り、泥んこになる経験の大切さ

保育園には、さまざまな方針があります。英語教育など早期教育に力を入れている園もあれば、自然の中で泥んこになって遊ぶことを推奨している園もあるでしょう。「教育熱心なほうがいいはず」などと、簡単に決めるべきではありません。子どものころにどんな経験をさせるかは、その後の脳の状態にたいへん重要な影響を与えるからです。

以前は、脳の発達は遺伝子プログラミングによって左右される——要は、生まれつき決まっているのだと考えられていました。しかし**新しい研究により、脳の発達は環境に左右されることがわかりました。**

ほかの動物と比べ、人間の脳は大きく成長して生まれてきます。体重は大人の約20分の1なのに、脳は約4分の1もあります。お母さんのおなかの中にいるとき、脳はものすごい勢いで発達します。神経細胞(ニューロン)が、毎秒9500個という勢いでつくられるのです。そして生まれる60日前にニューロン同士がつながり始めます。この連結を「シナ

プス」といいますが、シナプスは脳が情報処理をするために必要な回線で、生後3年間で完成します。ひとつのニューロンにつき1億5000個ものシナプスが形成されるのです。**生後3年までのこの期間を脳発達の「臨界期（りんかいき）」といい、この時期に「感覚的経験」を数多く積むことで、子どもの発展途上の脳は正常に発達していきます。**感覚的経験をさせるために必要なのは、裸足で走り回り、泥んこになるなど五感を使う遊びをさせ、自然にたくさんふれることです。決して、英語などの知識的な刺激を与えることではありません。

天才を育てるのは早期教育ではなく感覚的経験

米国立精神衛生研究所の研究によると、「天才」と呼ばれる人（IQ121以上）は、7才までは大脳皮質の厚さが平均より薄いそうです。それは、この間に早期教育などを受けずに、感覚的経験を積んだからだと推測されます。

また、ある保育園では、自然にふれさせることをいちばんのテーマにしていて、子どもが裸足で走り回り、教室に庭の泥が入り込むような環境でした。はじめは人気がなかったのですが、そのうちに「中学以降成績が伸びて、有名大学に入学する卒園生が多い」ということがわかり、入園希望者が殺到するようになったそうです。

泥んこになる大切さは、五感を使うことで感覚的経験を積むことのほかに、土壌の菌たちにふれる機会が増えるということも挙げられます。無菌マウスを使った実験で、腸内細菌の有無が初期の脳の発達に影響を与えることがわかっており、神経伝達物質の合成だけでなく、脳のシナプス機能にも腸内細菌が関係している可能性があると考えられています。

新生児〜0才

A

生まれてから3年間は、「感覚的経験」を積むための大切な時期。自然の中で、五感をたくさん使う遊びをさせてくれる園を選びましょう。

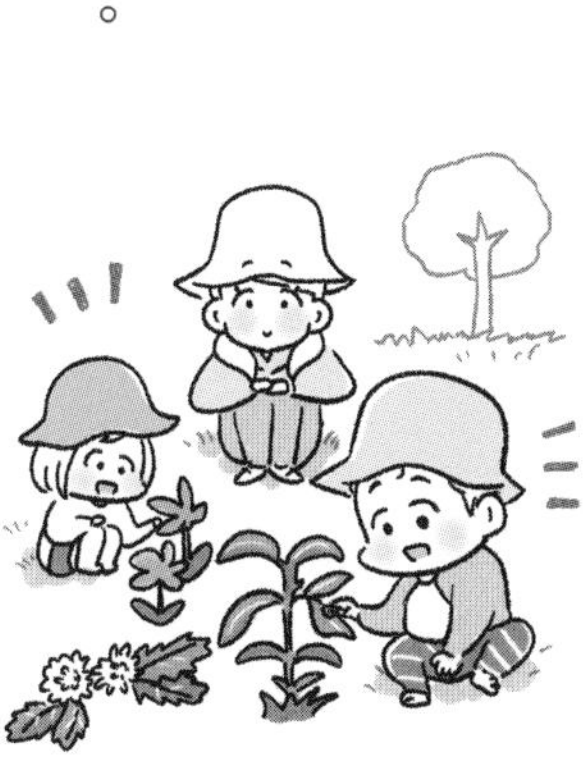

新生児〜0才

Q うんちは毎日出ないといけないの？

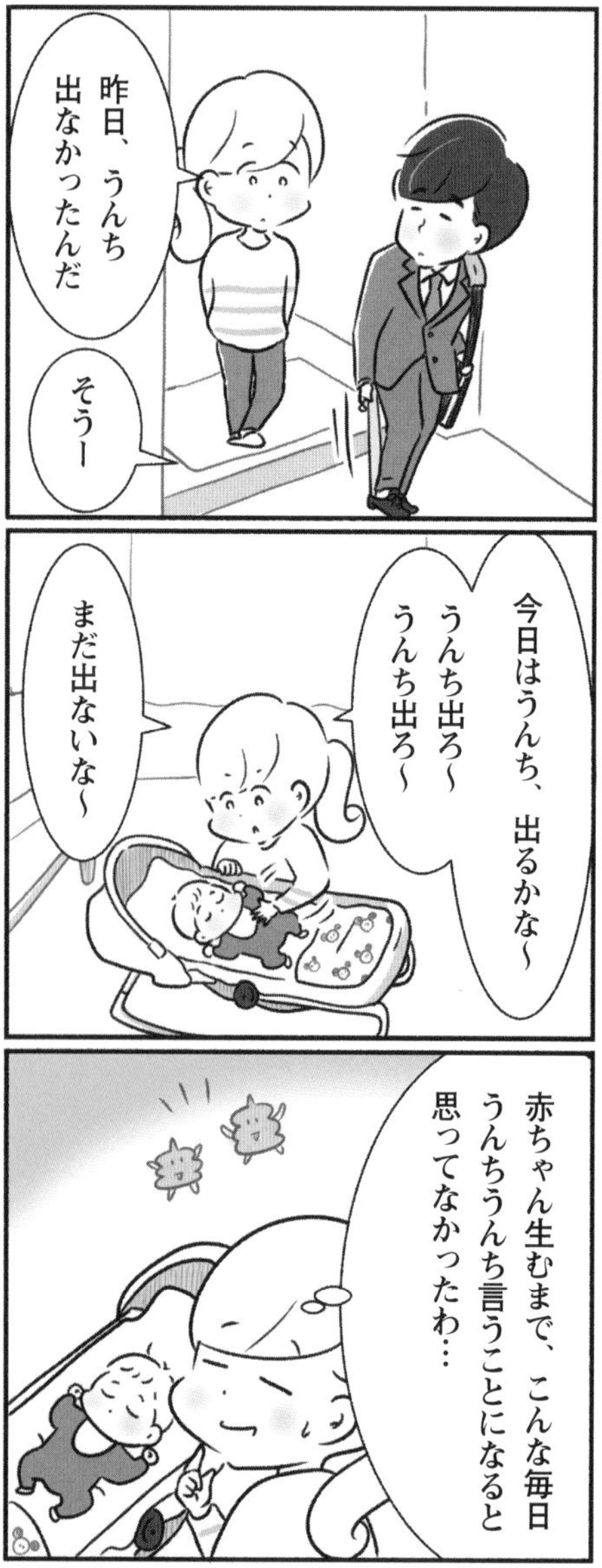
昨日、うんち出なかったんだ
そうー
今日はうんち、出るかな〜
うんち出ろ〜うんち出ろ〜
まだ出ないな〜
赤ちゃん生むまで、こんな毎日うんちうんち言うことになると思ってなかったわ…

うんちは、腸内細菌がはたらいている証拠

お父さんお母さんたちの世代では、「小腸は栄養を吸収するところ、大腸は水分を吸収して食べかすを固形にするところ」と教わった人もいるかもしれません。しかし今から20年ほど前に、**大腸は単に水分を吸収するだけではなく、菌たちの力を借りてビタミンを合成し、それを吸収するための重要な器官**であることがわかりました。私たちが食べたものは、一部は小腸で吸収されますが、残りの多くは大腸に移動します。大腸にはたくさんの腸内細菌たちが待ち構えていて、自身の酵素をつかって残りものを分解してくれます。この残りものの分子と水分が、大腸で吸収されて血液中に入るのです。

もちろん、すべてを分解し尽くすわけではなく、食べかすは残ります。その食べかすがうんちになるわけですが、じつは**食べかすはうんちを構成する要素の3分の1にすぎません。残りの3分の2は、腸内細菌とその死骸、はがれ落ちた腸壁や体の老廃物です。**

食べかすと腸内細菌と老廃物でできたうんちは、大腸の中を12〜24時間もかけてゆっくりゆっくり運ばれて行き、最後に肛門から排泄されます。運ぶのは、大腸の「蠕動(ぜんどう)運動」で

す。筋肉が弛緩と緊張をくり返すこの蠕動運動によってうんちが運ばれ、直腸（大腸の終わり部分）に入ると、脳に信号が送られて「便意」が生まれます。**蠕動運動を支えているのも、ビフィズス菌をはじめとする善玉菌たちです。**その善玉菌たちがつくる酢酸や乳酸が大腸を刺激し、蠕動運動を促しているのです。

つまり、うんちの量が多いのは腸内細菌がたくさんいる証拠であり、毎日うんちが出るのは、腸内細菌がよくはたらいている証拠。排便力は、健康のバロメーターなのです。

便秘によってうんちが出せないと、ガスが腸内にたまってしまい、胃が圧迫されます。また大腸内にとどまった有害物質が水分といっしょに腸壁から吸収されてしまい、血流に乗って全身をめぐることになり、肌荒れやだるさなど体の不調につながります。

母乳に含まれるオリゴ糖が、排便を助ける

生まれたての赤ちゃんは、一日に何度もうんちをします。とくに母乳で育つ赤ちゃんは

便秘になりにくいといわれます。母乳に含まれるオリゴ糖が、ビフィズス菌の成長を助けるからです。ですから、**離乳食がはじまってビフィズス菌優勢だった腸内環境に変化が起こると、うんちが出にくくなってしまうことがあります。**

赤ちゃんの排泄には個人差がありますし、胃や腸の運動が未発達なので、毎日出ないといけないということはありません。しかし週に2回以下しかうんちが出なかったり、排便時に苦しそうだったり、うんちが出ないせいで食欲がなかったり機嫌が悪い場合は、便秘の可能性があります。マッサージなどを試したり、病院を受診することをおすすめします。

新生児〜0才

A

うんちが毎日出るのは、腸内細菌がよくはたらいている証拠。週に2回以下しかうんちが出ない場合は、便秘をうたがいましょう。

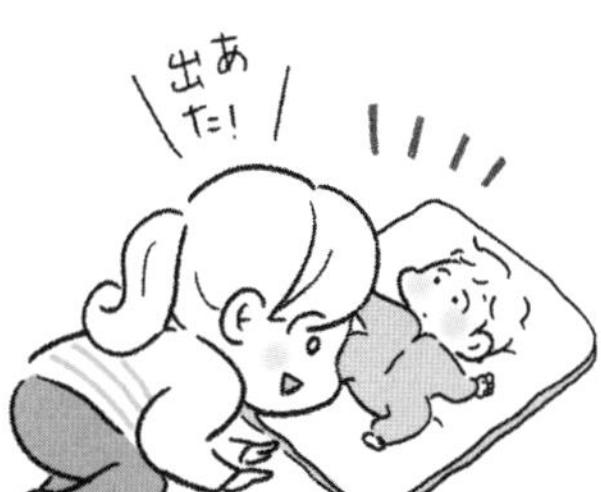

新生児〜0才

Q 赤ちゃんにさわる前には、手を洗ったほうがいい？

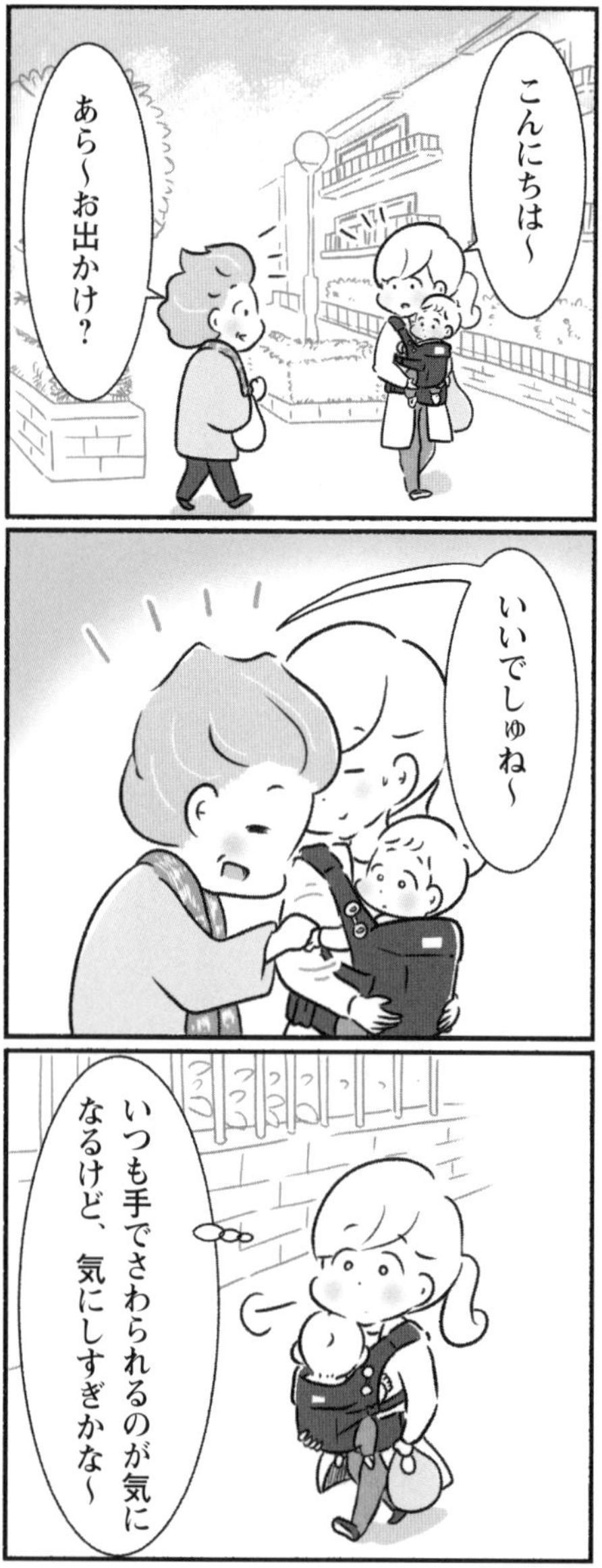
こんにちは〜
あら〜お出かけ？
いいでしゅね〜
いつも手でさわられるのが気になるけど、気にしすぎかな〜

家にいる家族が、いちいち手を洗う必要はない

お話ししたように、赤ちゃんの腸内細菌は、生まれた直後はお母さんの膣の菌に似ていますが、だんだんとお母さんの腸の菌に似てきます。毎日、授乳したり抱っこをしたりいっしょにお風呂に入ったりするたびに、お母さんの菌が赤ちゃんに移行するからです。

赤ちゃんの腸内フローラは生後1年半で9割ほどが決まり、この時期までに、できるだけ多種多様な菌を体内に取り入れたほうがいいということは、もうご了解いただいていると思います。**お母さん、お父さんが赤ちゃんをさわる前に手を洗うということは、菌を赤ちゃんに移行させる大切な機会を減らしてしまうということです。生後1か月をすぎたら、赤ちゃんにさわる前にいちいち手を洗う習慣はやめたほうがよいと思います。**

もちろん、トイレのあとや調理のあと、外出から帰ってきたときは別です。石けんと温水で15秒の手洗いをすることは、公衆衛生の基本で、感染症の予防に大きな効果があります。

ただし手洗いは、害になるウィルスや菌を洗い流すだけでなく、手にいる皮膚常在菌の

バランスも乱してしまいます。**人間の皮膚は「病原体への最初の防衛線」**とよくいわれますが、71ページでもお伝えしたとおり、**皮膚の表面には健康を維持するために大切な常在菌たちがたくさんいて、保護層を形成しています。彼らは、病原菌やウィルスなどを排除するはたらきをしています。**手の常在菌はほかの皮膚の常在菌よりも抵抗力がつよく、石けんで手洗いをしても手に残ったり、洗い流されてもすぐに回復したりするものもいますが、その力は菌によって異なります。

ですから、洗いすぎには注意が必要。手洗いは、抗菌剤の入っていないふつうの石けんで十分です。ごしごし力を入れて洗うことも避けましょう。

家族以外の人にふれることも大切

同居の家族以外のさまざまな人とふれ合うことも、赤ちゃんにとって、多くの菌に出会うために大切なことです。

以前は、街中で高齢の人がかわいい赤ちゃんを見かけると、手を握ったりほっぺをつついたりというシーンがよくありました。そんなとき赤ちゃんは、高齢の方からも菌をもらうことができたのです。しかし感染症の流行で、人との接触には気を遣うようになりました。現実には、マンガのようなおばあちゃんはほとんどいないかもしれません。

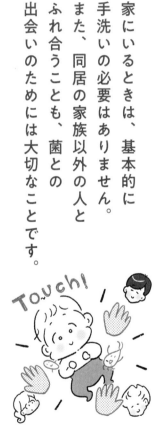

もちろん感染症が流行している間は、他人が赤ちゃんにさわったりするのは控えるべきでしょうが、工夫をしながら、できるだけたくさんの菌に出会う機会をつくってあげたいものです。

新生児〜0才

A

家にいるときは、基本的に手洗いの必要はありません。
また、同居の家族以外の人とふれ合うことも、菌との出会いのためには大切なことです。

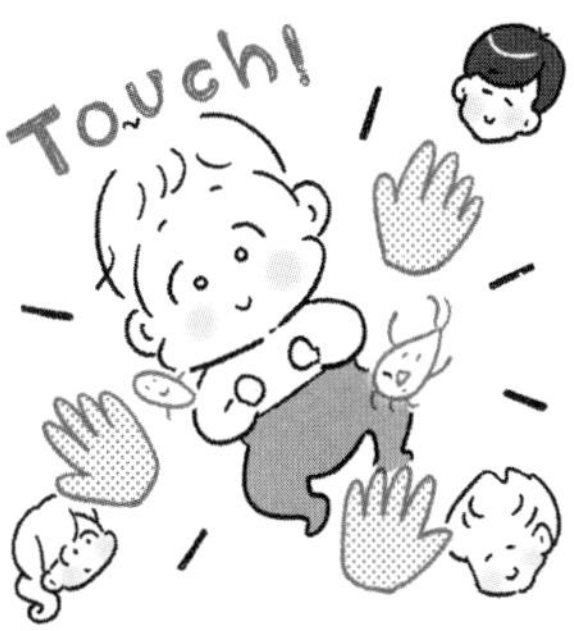

新生児〜0才

Q

臭いおならをするのが心配

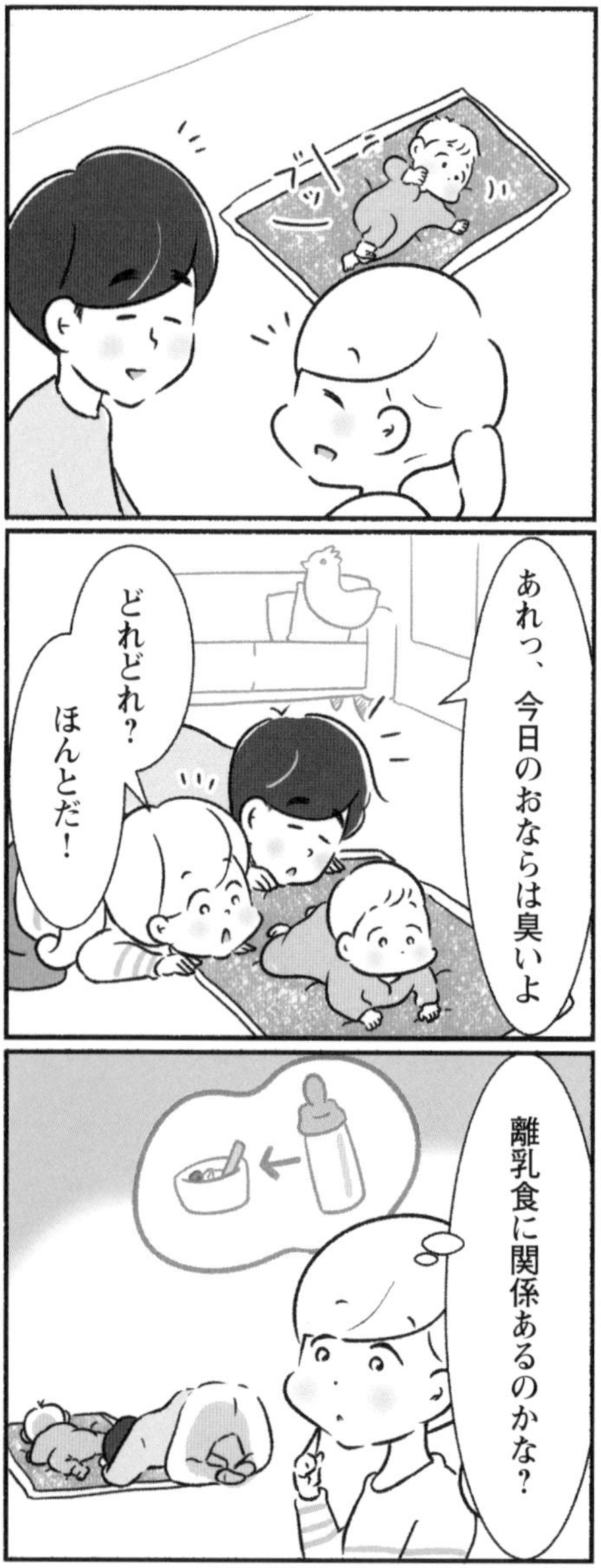
あれっ、今日のおならは臭いよ
どれどれ？
ほんとだ！
離乳食に関係あるのかな？

おならの正体は、ほとんどが空気

おならのほとんどは、飲食をするときにいっしょに飲み込んだ空気です。早食いをして、飲み込む空気が多くなるとおならも増えます。しかしほんの少しだけ、腸内細菌がエサ（大腸に到達した食べもの）を分解する際に発生するガスも含まれています。ガスの多くは腸管から血液中に吸収され、呼気として排出されますが、吸収されなかったガスが、肛門からおならとして放出されるのです。

善玉菌が優勢になっている腸内フローラから発生するガスは、それほど臭くありませんし、ガスの量も少ない傾向があります。さつまいもなど食物繊維の豊富な食品をたくさんとるとおならが出やすくなりますが、ニオイはつよくありません。

しかし悪玉菌が優勢になっているときは、ガスが臭くなります。悪臭の原因となるアンモニア、アミン、硫化水素、インドール、スカトールなどの成分が微量含まれるためです。肉などのたんぱく質をとりすぎたり、便秘で腸内に便が長い間とどまっていたりすると、善玉菌と悪玉菌のバランスが崩れて、臭いおならが出ます。ストレスにさらされつづけることも、おならが臭くなる原因ですし、胃や腸、肝臓などの病気でも臭くなることがあります。

本来、無臭なはずのおならが臭くなるのは、腸内の悪玉菌のしわざ。**つまりおならのニオイは、うんちと同様に、腸の健康状態を知るためのバロメーターといえます。**

赤ちゃんの臭いおならは、成長の証

赤ちゃんも、大人とあまり変わらないくらいの回数のおならをします。大人とちがって、食事中に体に入ってしまった空気を、ゲップなどでじょうずに外に出すことができないので、おならの回数は多くなります。

しかし新生児のころのおならは、それほど臭くありません。腸内に善玉菌が多く、母乳やミルクを飲むたびにすぐうんちが出ます。母乳やミルクが腸に滞在する時間が少ないので、おならもうんちもニオイが少ないのです。

腸内に悪玉菌が含まれるようになり、一日のうんちの回数が減ってくる生後2～3か月

頃から、赤ちゃんのおならは臭くなります。臭いおならは、成長の証ともいえます。離乳食がはじまると腸内環境はまた大きく変化しますので、さらに臭くなることがあるかもしれません。

おならがたくさん出ることは、腸内細菌が活発にはたらいている証拠なので、それ自体は悪いことではありません。しかしもしおならがとても臭い場合や、臭い原因が便秘の場合は、離乳食に食物繊維を多く含む食品を積極的に取り入れることを試してみてください。バナナ、リンゴ、みかん、ブロッコリー、キャベツ、かぼちゃなどがおすすめです。

新生児～0才

A

成長とともに
悪玉菌が増えたり、
排便の回数が減ることで
おならが臭くなります。
たいていは心配いりません。

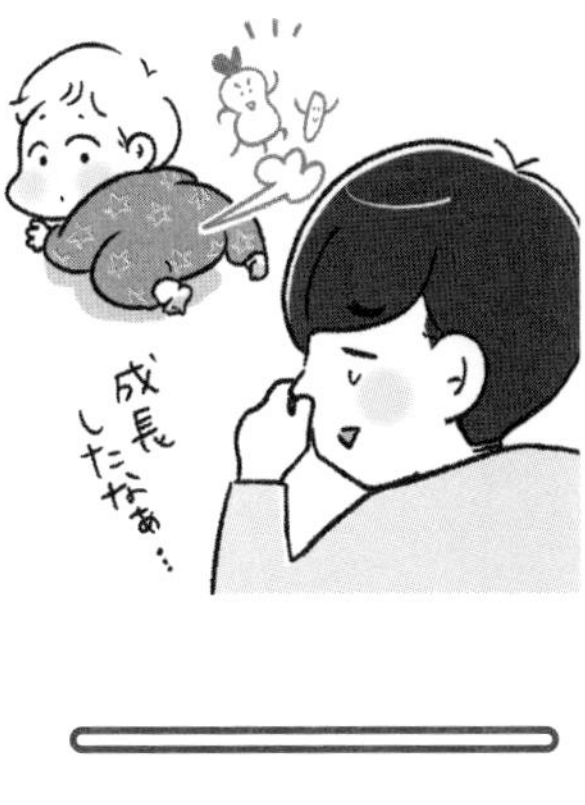

新生児〜0才

Q ペットとのスキンシップは大丈夫？

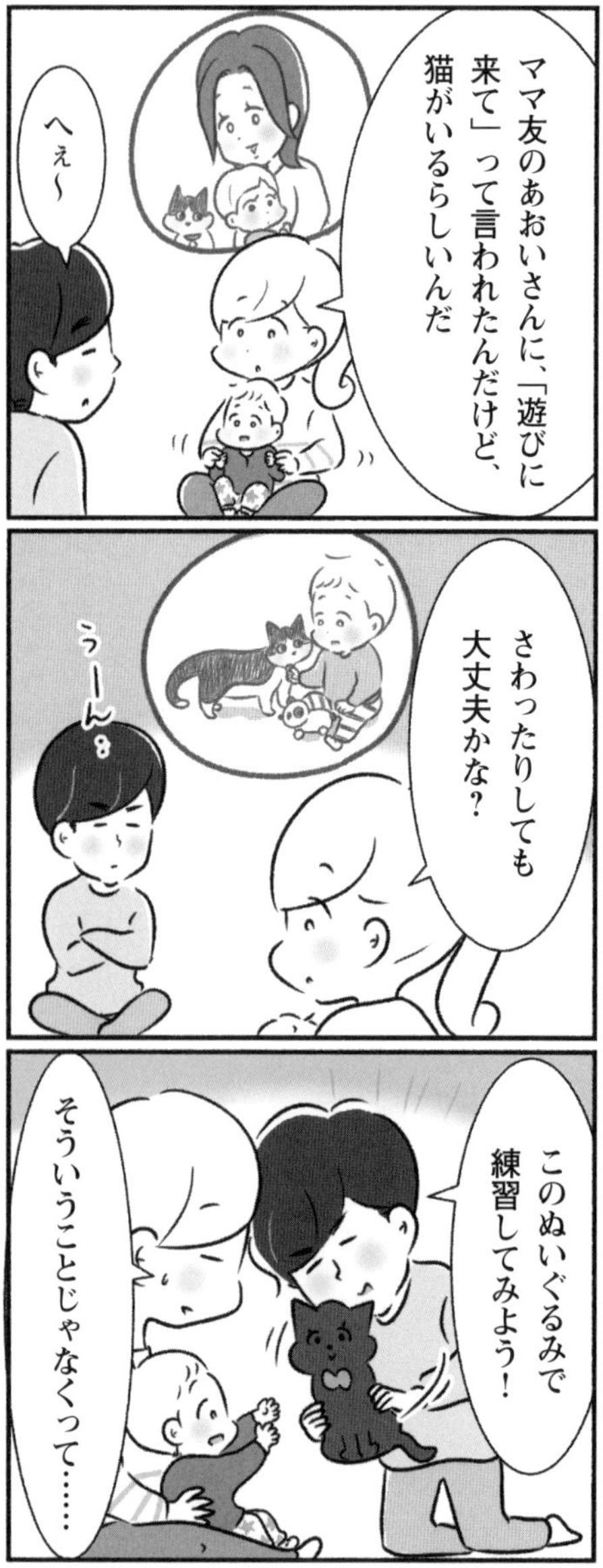

ママ友のあおいさんに、「遊びに来て」って言われたんだけど、猫がいるらしいんだ
へぇ〜
さわったりしても大丈夫かな？
うーん
このぬいぐるみで練習してみよう！
そういうことじゃなくって……

家畜がいる家の子は、アレルギーになりにくい

現在、日本人の4人に1人が花粉症を患っているそうです。しかしわずか40年前には、ほとんど花粉症の人はいなかったのです。

花粉症が急増した原因としては、杉の植林が増えたことのほか、ダニの増加、大気汚染などがいわれていますが、それだけではありません。日本人の生活環境が、農村型から都会型へと変化して、家畜とのふれ合いが少なくなったことも大きな原因と考えられます。

南ドイツで、農家とそれ以外の家のホコリを集めて調べたところ、農家には「エンドトキシン」と呼ばれる細菌成分が多く含まれていたといいます。エンドトキシンの最大の発生源は、家畜や小動物のフンです。そのエンドトキシンが多い農家の子ほど、花粉症やぜんそくを発症していないことがわかったのです。

PART1で、「暴走する免疫細胞をTレグが抑制する」という話をしました。その暴走する免疫細胞には、Th1とTh2の2種類があります。Th1は細菌やウィルス担当。Th2はダニなどの担当で、これが花粉にも反応します。本来はこの2つが抑制しあう

ことでバランスが保たれるのですが、世の中が衛生的になったことで、Ｔｈ１の働きが弱ってＴｈ２が過剰になってしまい、その結果花粉症などのアレルギーが増えてしまったと考えられています。**エンドトキシンはＴｈ１を刺激することができるので、Ｔｈ２を抑制して、アレルギー症状を抑えることにつながるのでは、といわれているのです。**

動物園に連れていくのも効果的

　近年では、アレルギー予防のためにエンドトキシンが世界中で注目され、研究が進められています。**ペットのいる家庭で育つ赤ちゃんは、エンドトキシンにさらされながら成長することで、免疫力アップのためによい効果が期待できる**でしょう。実際にフィンランドでの研究では、犬を飼っている家庭の子どもは、飼っていない家庭の子どもに比べて、風邪をひきにくいという実証結果が出ています。

　また、ドイツで２４４１人の新生児を対象に、16年かけて実施されたこんな研究があります。生後３か月までの赤ちゃんを、動物の毛皮の上で寝かせた場合、６才になったときにぜんそくになる確率が79%も低下、10才のときには41%低下したというものです。「動物が赤ちゃんの健康に効果的」であることは、科学的に立証されているのです。

ペットからの感染症が心配という声もありますが、国で推奨されている予防接種をきちんと受けさせておけば、心配はありません。ペットがいない家の場合は、赤ちゃんが1才になるまでにできるだけ動物園や牧場などに連れていって、「エンドトキシン」にさらす経験をさせることをおすすめします。

新生児〜0才

A

ペットとふれ合ったり同じ空間で過ごすことで、赤ちゃんはアレルギーになりにくい体質になります。安全に注意しつつスキンシップを。

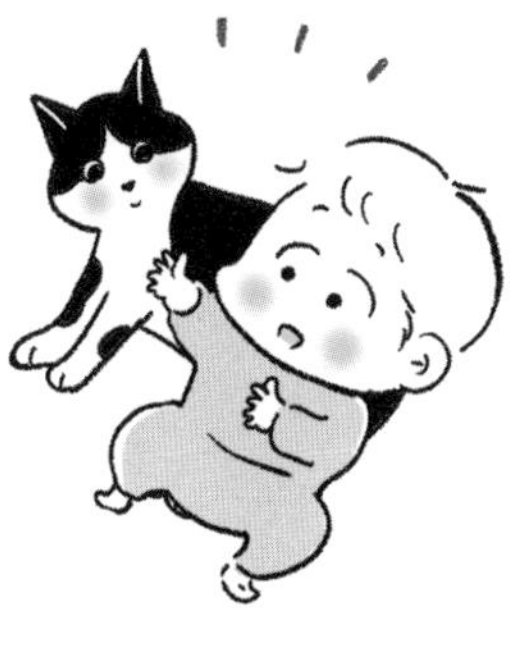

新生児〜0才

Q

床をハイハイさせる前に掃除は必要？

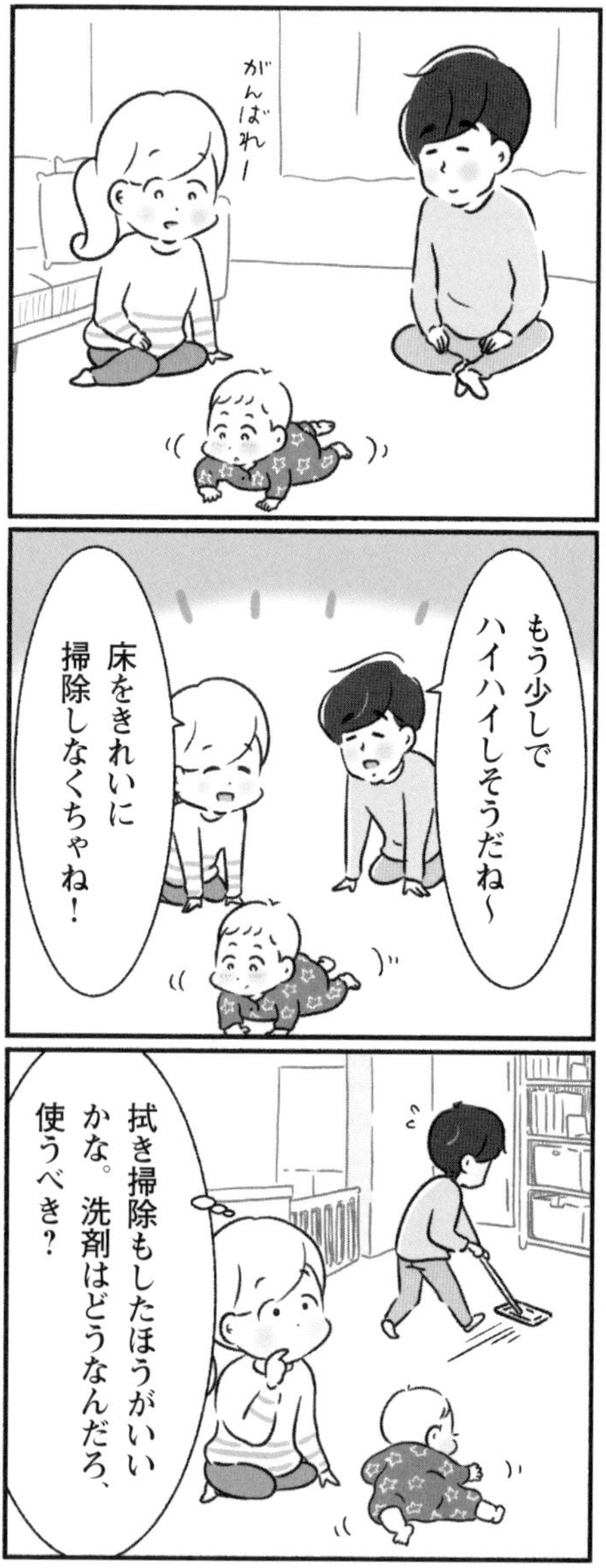
がんばれー
もう少しでハイハイしそうだね〜
床をきれいに掃除しなくちゃね！
拭き掃除もしたほうがいいかな。洗剤はどうなんだろ、使うべき？

赤ちゃんはわざと雑菌を取り込もうとしている

赤ちゃんは、何でもすぐになめたがったり、周りにあるものをすぐ口に入れようとしたりします。ハイハイをはじめたころは、床をなめたり、スリッパを口に入れようとしたりすることもあるでしょう。見ている大人は心配してやめさせたり、取り上げようとしたりしますが、赤ちゃんがそんなことをするのには、ちゃんとしたわけがあるのです。

赤ちゃんはもともと抗体をもっておらず、生まれてすぐは自分で抗体をつくり出すこともできません。お母さんのへその緒や、母乳を通してもらったりした抗体で身を守っていますが、お母さん由来の抗体も赤ちゃんの成長とともにじょじょに減っていきます。

お母さん由来の抗体がなくなるころには、赤ちゃんは自分自身の免疫系をはたらかせて抗体をつくれるようにならねばなりません。そのために、いろいろな物をなめて、体の中に雑菌を取り込もうとしているのです。床にいる菌には、腸内細菌の最大勢力であり、腸にすまわせたい菌の代表でもある、日和見菌の土壌菌や大腸菌がいます。赤ちゃんは、土壊菌や大腸菌を、一生懸命腸内に入れようとします。

「大腸菌って、悪玉菌じゃないの？　おなかを壊す原因では？」と心配する人もいるでしょう。たしかに大腸菌のなかには、体に害になるものもいくつかあります。発展途上国を旅行するときに生水を飲むとおなかを壊すのは、こういった大腸菌が原因です。しかし私たちの腸内にすんでいる大腸菌は、ほとんどが無害です。

人間は、悪玉菌と共生関係にあります。大腸菌は、人間の食べる食物繊維をエサとしています。人間は食物繊維を消化できないので、その代わりに大腸菌に食物繊維を発酵・分解してもらい、その結果できた酵素やミネラル、ビタミンを利用しているのです。また大腸菌は、小腸で発達するパイエル板の免疫強化にも役立っています。

赤ちゃんの腸内細菌は、お母さんから受け継いだもの以外に、床や土にいる菌などに出会うことで豊かになっていきます。**善玉菌だけを取り込んでも、免疫は高まりません。少しだけ病原力のある「チョイ悪菌」を取り込むことも大切と、赤ちゃんは知っているのです。**

清潔にしすぎると、必要な菌に出会えない

しかし高度成長期以降、清潔志向が高まり、赤ちゃんがさまざまな「チョイ悪菌」にふれる機会はどんどん少なくなってきました。抗菌剤入りのグッズや、抗菌効果のある洗剤の普及など、いきすぎた清潔志向が免疫力を低下させています。

ハイハイをする赤ちゃんがいる家では、床をきれいにしすぎる必要はありません。むしろ、殺菌効果のある洗剤などを使いすぎないように気をつけましょう。

新生児〜0才

A

赤ちゃんは床の菌をなめて、免疫力を強くしていきます。掃除するときには、抗菌・殺菌効果のある洗剤を使いすぎないようにしましょう。

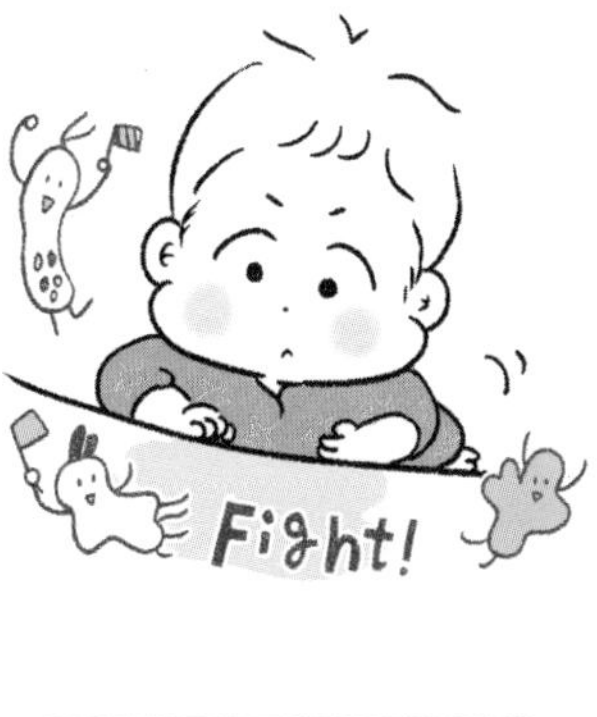

新生児〜0才

Q 花粉症やアトピー性皮膚炎を予防することってできるの？

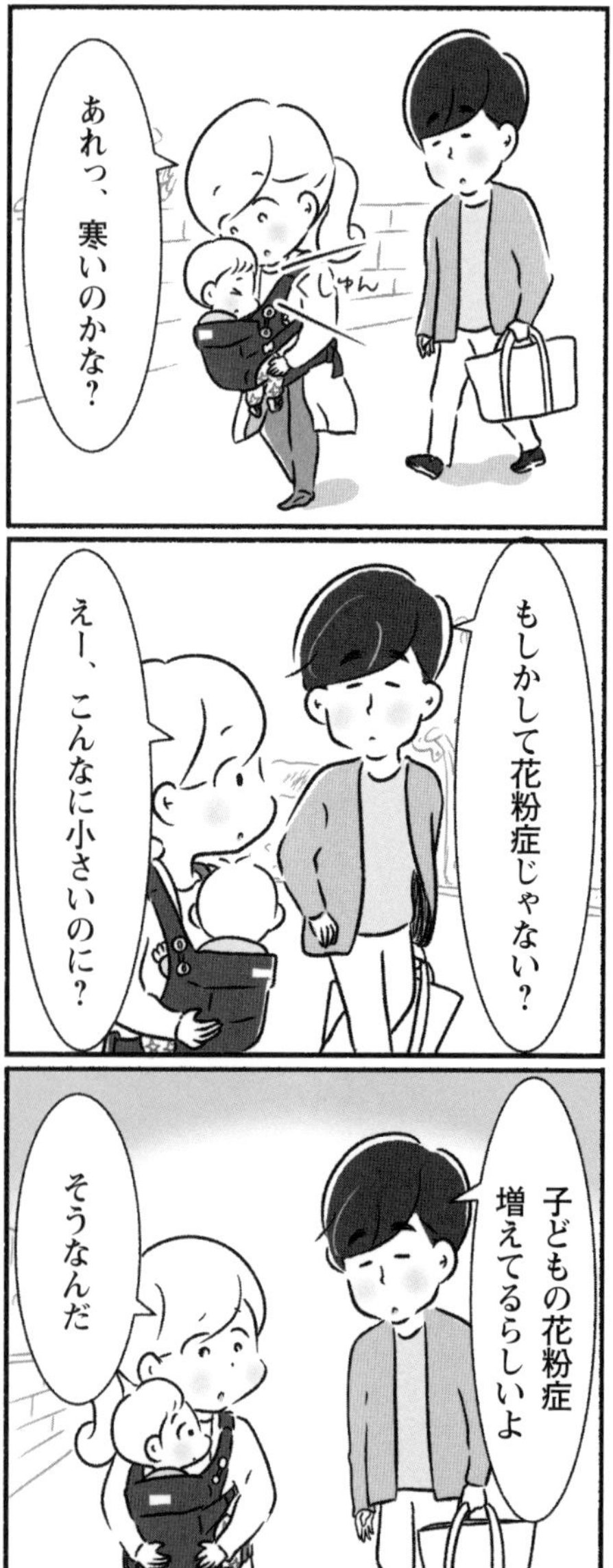
くしゅん
あれっ、寒いのかな？
もしかして花粉症じゃない？
えー、こんなに小さいのに？
子どもの花粉症増えてるらしいよ
そうなんだ

豊かな社会がアレルギー病を多発させた

アレルギーには種類がありますが、アレルギーが起きる仕組みはすべて同じです。異物が体内に侵入すると、免疫細胞のマクロファージがこれを取り込み、その情報がTリンパ球に伝えられます。その情報がさらにBリンパ球に伝えられて、IgE抗体がつくられます。IgE抗体の役割は、次にその異物が入ってきたときに攻撃を仕掛けることです。

花粉やハウスダストなどは本来、人間の体にとって無害なものです。しかしなぜか、Tリンパ球がこれを「有害な物質が侵入した」と判断して、Bリンパ球に抗体をつくるように指令を出すことがあるのです。これにより「マスト細胞(肥満細胞)」が破れ、炎症を起こす物質をまき散らし、周囲の細胞を攻撃しはじめます。アレルギーの症状が目や鼻、皮膚などに出るのは、マスト細胞が皮膚や粘膜に多く分布しているためです。

しかしスギ花粉は昔から飛んでいましたが、昔の人は花粉症になることはありませんでした。それがいまや、日本人の2人に1人が、花粉症やアトピー性皮膚炎、気管支ぜんそく、食物アレルギーなど、なんらかのアレルギー性の疾患を患っているといわれています。

日本だけでなくドイツでも、アレルギー患者は増えています。興味深いことに、ドイツで9～11才の子どもたちを対象に行われた調査では、旧西ドイツ人は、旧東ドイツ人に比べて、アレルギー患者が2倍、花粉症患者は3倍も多いことがわかったのです。気候も人口も、人種の構成比も変わらないのに、一体なぜこんなに差が出たのでしょうか。

ベルリンの壁によって東西に分かれていたころ、旧西ドイツでは工業が発達し、めざましい経済成長を遂げていました。いっぽう、旧東ドイツは貧しいままでした。このことから、**社会が豊かになり清潔志向になることで、昔から私たちの体の中に存在して体を守ってくれていた菌たちを排除してきたことが、アレルギー病を多発させた大きな原因だといえます。**実際、衛生状態の悪い東南アジアには、花粉症の患者はほとんどいません。

乳幼児期の体験がアレルギー防止につながる

いま欧米では「衛生仮説」が注目を集めています。アレルギー疾患の増加の原因は、乳幼児期の感染機会の減少だとする学説です。環境が清潔になり、菌やウィルスなどの微生物と接する機会が少なくなったり、抗生物質の普及によって感染症にかかる乳幼児が減少したりすることと反比例するように、アレルギー患者は急増しています。

アレルギー症になりやすいのが、圧倒的に一人っ子であることはお伝えしました。清潔に育てすぎないこと、腸内環境を悪化させる抗生物質をできるだけ体に入れないこと、動物とのふれ合いによって菌にふれる機会を増やすことなどが、アレルギーを防ぐことにつながります。

新生児〜0才

A

清潔すぎる環境で育てず適度に「いいかげん」になり、菌にふれる機会を増やすことが花粉症やアトピー性皮膚炎を防ぐことにつながります。

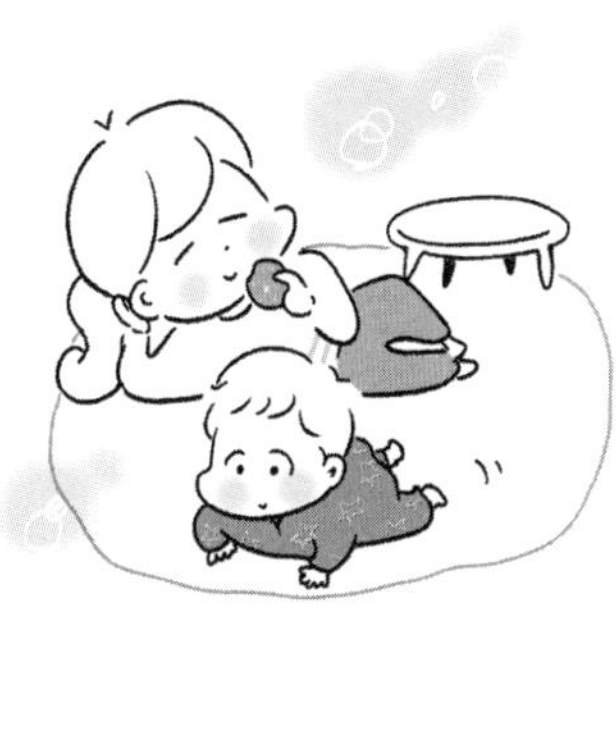

新生児〜0才

Q

機嫌が悪いのも腸内環境に関係ある？

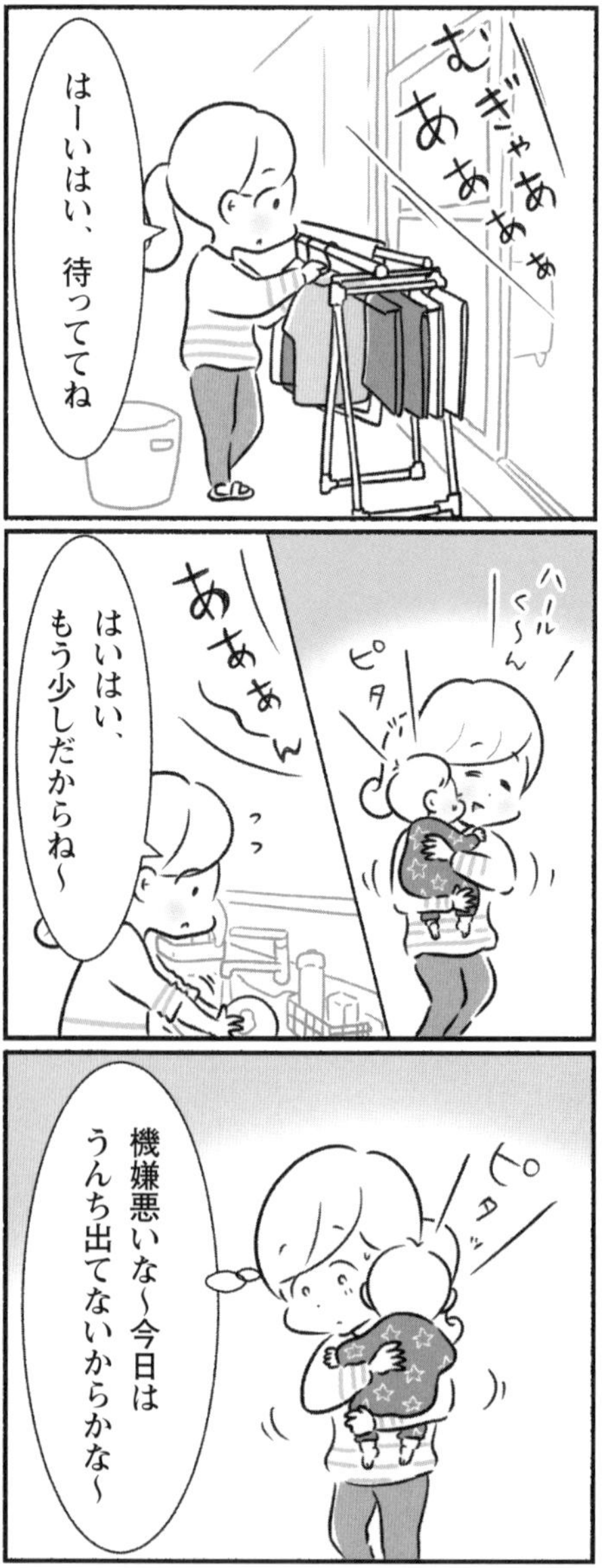
むぎゃあああぁ
はーいはい、待っててね
ハルく〜ん
ピタッ
あああ〜ん
はいはい、もう少しだからね〜
ピタッ
機嫌悪いな〜今日はうんち出てないからかな〜

腸がビタミンをつくってくれないことが、イライラの原因に

海外旅行に出かけて数日たつと、いつも食べていたものが食べられなくてイライラしてくることがありますよね。それは、**食べ物や環境の変化によって、腸内細菌の数が減ったりしてバランスが崩れたため、ビタミン類が不足したことが原因**と考えられます。

脳内の「幸せ物質」とよばれるセロトニンやドーパミンは、たんぱく質の分解産物であるトリプトファンとフェニルアラニンによって、腸内で合成されます。このたんぱく質の分解には、ビタミンCが必要です。また、トリプトファンとフェニルアラニンなどのアミノ酸からセロトニンやドーパミンを合成するためには、葉酸やナイアシン、ビタミンB6などのビタミン類が必要です。

しかしこれらのビタミン類は、私たちの体で合成することはできません。腸内細菌が合成してくれているのです。ちなみに、体内でビタミンを合成することができないのは、動物のなかで人と猿とモルモットだけ。進化の過程で、野菜や果物を豊富に食べられる環境にいたため、合成する能力がなくなったと考えられます。

腸内細菌がバランスよく、たくさん腸内にいる状態でないと、ビタミン類が合成されません。その結果セロトニンやドーパミンがつくられなくて脳に届かないので、イライラしたり、うつの状態になったりしやすくなります。

つまり腸内フローラは、「幸せをつくって出荷する工場」のようなもの。工場で働く腸内細菌たちが元気でやる気を出してくれないと、私たちは幸せな気分になれません。

こうしたことを考えると、赤ちゃんのご機嫌は、腸内環境とおおいに関係があるといえます。

不安や緊張は、腸内細菌のバランスを乱す

脳と腸は、神経（迷走神経や脊髄神経）でつながっていて、お互いに情報を伝え合っています。これが、「脳腸相関（のうちょうそうかん）」です。腸内環境の乱れはイライラや不安感を引き起こしますが、逆に、脳がストレスを感じると、腸の動きが悪くなります。

デリケートな腸は、ストレスの影響を受けやすいといえます。九州大学の研究によると、**脳がストレスを感じたときに腸で放出される「カテコラミン」という神経伝達物質は、大腸菌の増殖を促す**ことがわかりました。そのため、おなかが痛くなったり、おならが臭くなったりすることもわかっています。

赤ちゃんのおなかの調子が悪いときは、何か外的なストレス要因がないかどうか、考えてみるのもよいと思います。

新生児〜0才

A

腸内環境は、体だけでなく気持ちにも影響を与えます。機嫌よく生きるためには、腸を喜ばせる生活をすることが大切です。

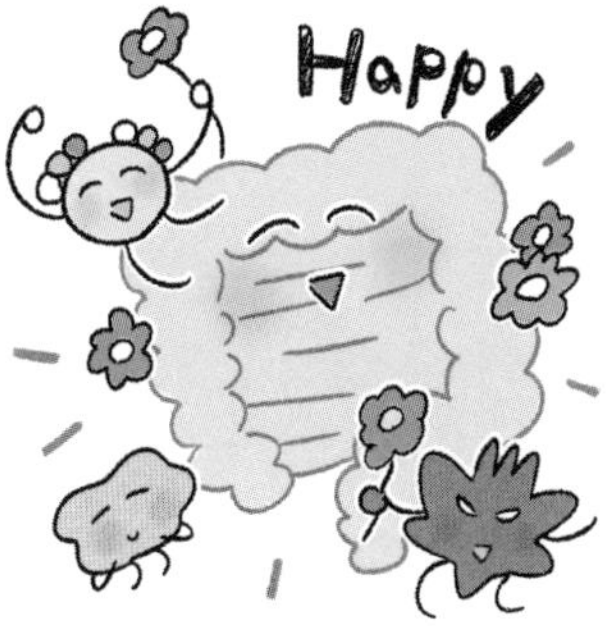

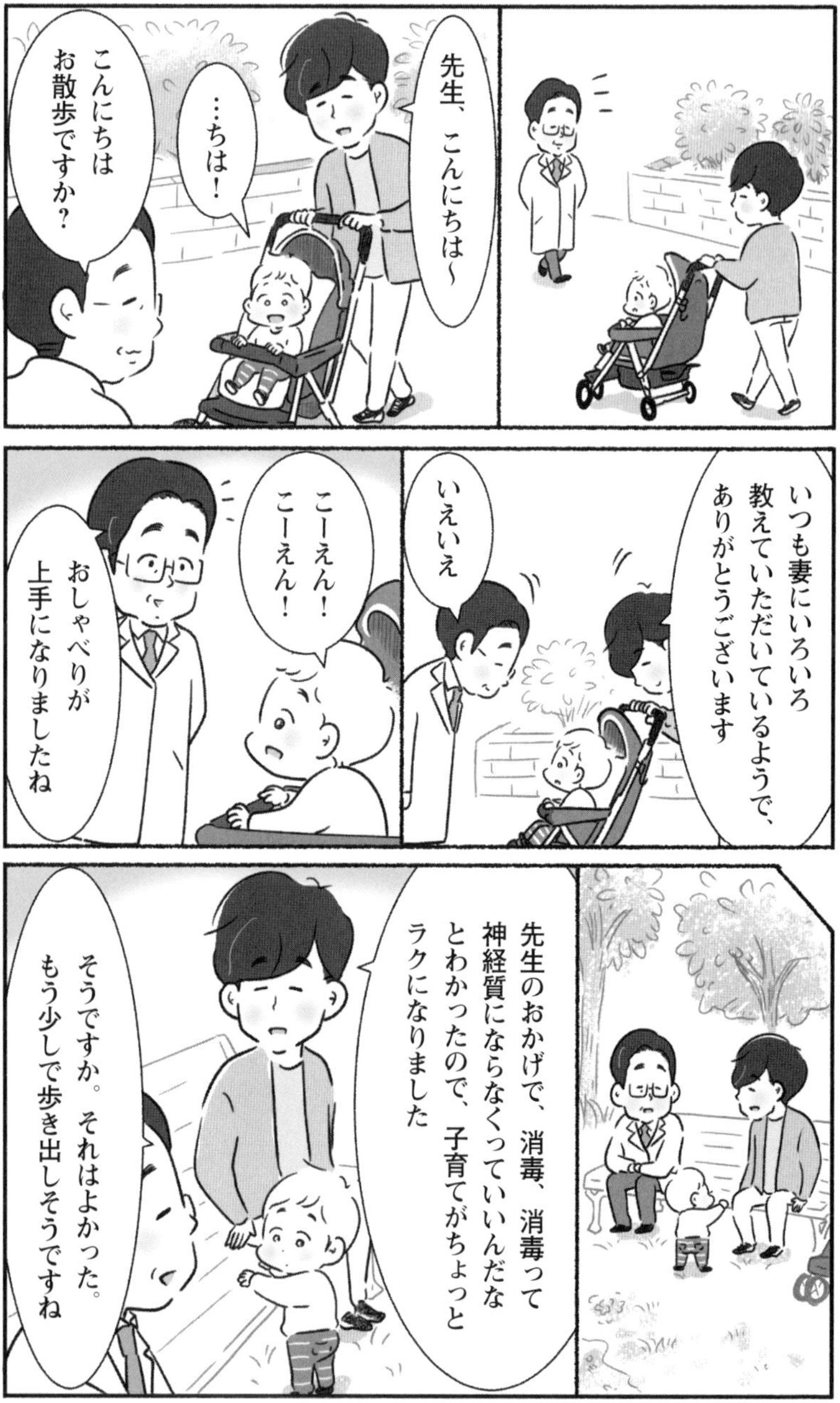
先生、こんにちは～
…ちは！
こんにちは
お散歩ですか？
いつも妻にいろいろ
教えていただいているようで、
ありがとうございます
いえいえ
こーえん！
こーえん！
おしゃべりが
上手になりましたね
先生のおかげで、消毒、消毒って
神経質にならなくっていいんだな
とわかったので、子育てがちょっと
ラクになりました
そうですか。それはよかった。
もう少しで歩き出しそうですね

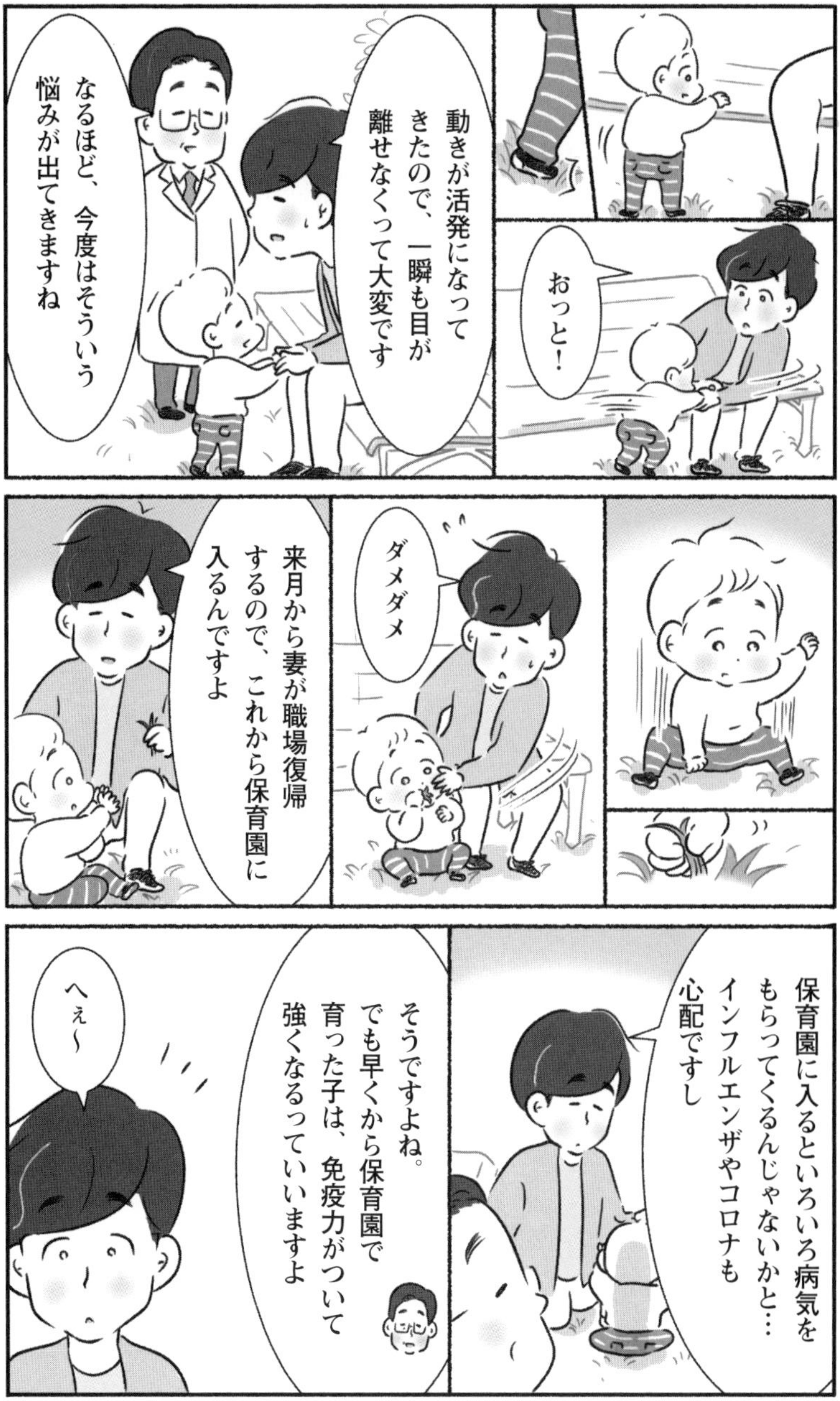
おっと!
動きが活発になってきたので、一瞬も目が離せなくって大変です
なるほど、今度はそういう悩みが出てきますね
ダメダメ
来月から妻が職場復帰するので、これから保育園に入るんですよ
保育園に入るといろいろ病気をもらってくるんじゃないかと…インフルエンザやコロナも心配ですし
そうですよね。でも早くから保育園で育った子は、免疫力がついて強くなるっていいますよ
へぇ～

1～2才

Q 外遊びはできるだけしたほうがいい？

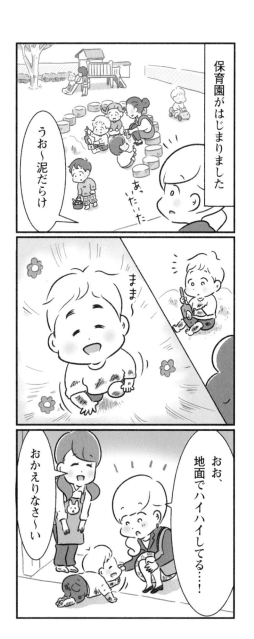

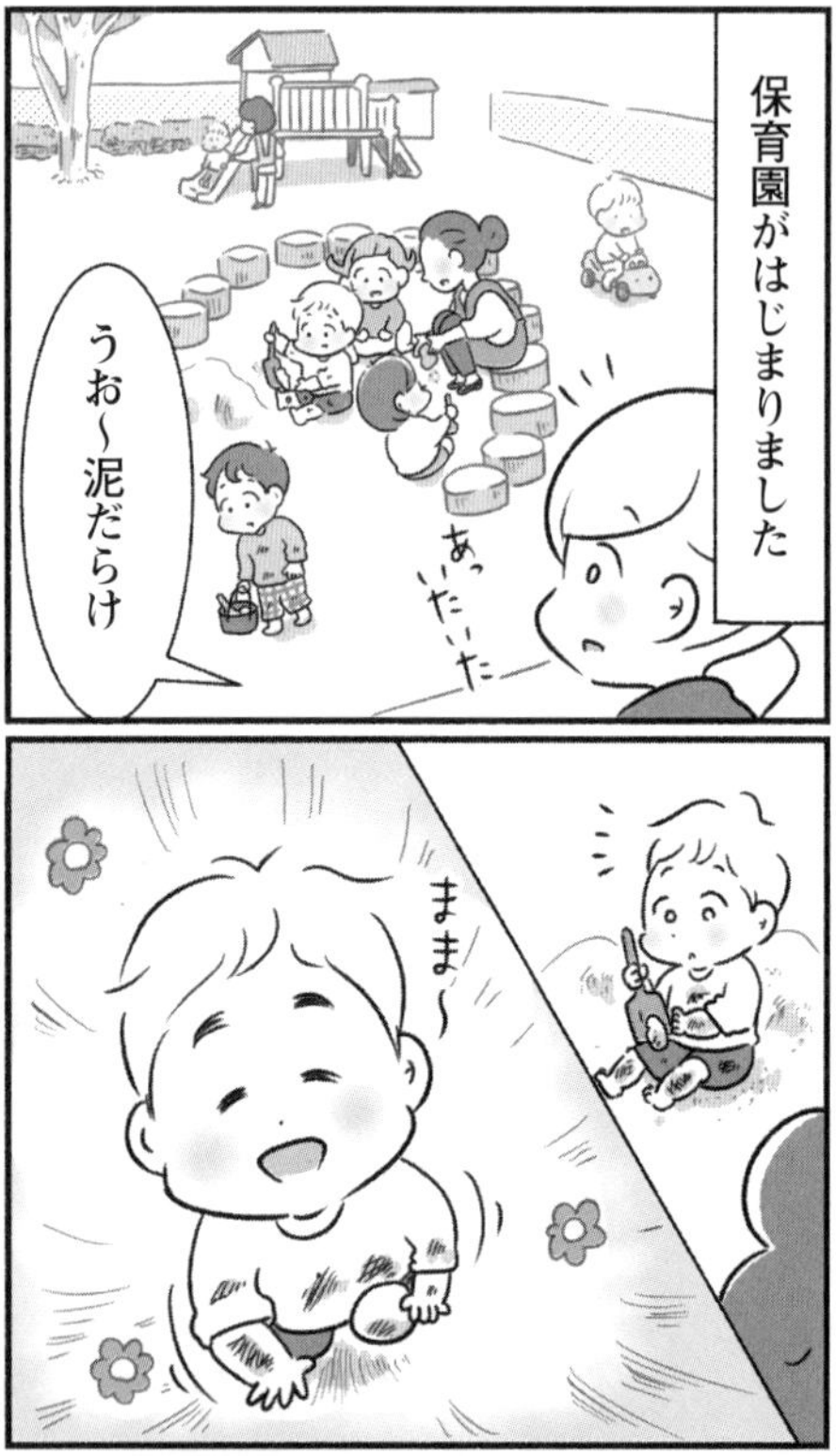
保育園がはじまりました
あっいたいた
うお～泥だらけ
まま～
おお、地面でハイハイしてる…！
おかえりなさ～い

土の上での遊びは、腸内環境を豊かにする

突然ですが、おいしい鶏肉とはどんなものでしょう。人工的なエサで、無菌状態で育てられたブロイラーか、土の上で育てられた地鶏か。もちろん、地鶏のほうが肉がしまっていておいしいですよね。地鶏は、いつも土の中のエサを食べているので、土壌菌をたくさん体に入れることができます。土壌菌のおかげで健康になり、肉もおいしくなるのです。

生まれたばかりのパンダの赤ちゃんは、土をなめたり、お母さんのうんちをなめたりします。それは腸内細菌を増やすためです。パンダは、おもな食料である笹を消化する酵素を自分ではもっていません。代わりに、腸内細菌が消化してくれています。ですからパンダは赤ちゃんのときから、腸内細菌を増やそうと頑張っているのです。コアラも同じです。自分ではユーカリの毒を無毒化する酵素をもっておらず、腸内細菌のはたらきに頼っているコアラは、生まれたら土をなめ、お母さんのうんちをなめます。

人間の子どもも、土の上で遊び、土壌菌をはじめとしたさまざまな菌を取り入れることで、生きるために必要な腸内フローラを形成していきます。

1～2才

外遊びをしない子どもは、アレルギーになりやすい

しかし最近では、「公園の砂場などで遊ぶと、犬や猫の便があるかもしれないし、菌がいっぱいだから危ない」ということで、「抗菌砂」を使って遊ばせる人もいるようです。

土や砂の中には、人体に入るとよくない菌も、確かにあります。いちばん怖いのは破傷風菌でしょう。しかし、破傷風の感染・発症は、予防接種（定期接種）で防ぐことができます。いっぽうで土壌には、子どもの免疫力に役立つ菌がたくさんいることも確かです。そういう菌にまったくふれさせないで育つと、貧弱な腸内環境になってしまいます。

日本小児アレルギー学会が、子をもつ親1万人を対象にした調査によると、「屋内の遊びが多くなった」「全体として友だち同士の遊びが少なくなった」と答えた人のうち、40％前後の子どもがアレルギーを発症しています。

子どもは外で遊ぶことで、家にいるよりもたくさんの刺激を受けることができるので、脳の発達にもよい影響があります。さまざまな音を聞いたり、天気を肌で感じたり、質感

のちがうものをさわったり、匂いを感じたりすることで五感を発達させることができますし、好奇心や冒険心も、どんどん伸ばしていくことができます。

自然の中で遊ばせる経験を、小さいころにできるだけたくさんさせてあげることが大切です。生まれてから3才までは、感覚的経験を積むことが大切な時期で、この時期には早期教育は禁物とお伝えしました。**土や自然とおおらかにふれ合うことで、感性が豊かになり、脳も腸も育っていきます。子育ては、大自然に任せることがいちばんなのです。**

＼1～2才／

A

外遊びは、土壌菌をはじめさまざまな菌を手に入れるいい機会です。自然にふれることは脳の発達にも好影響です。

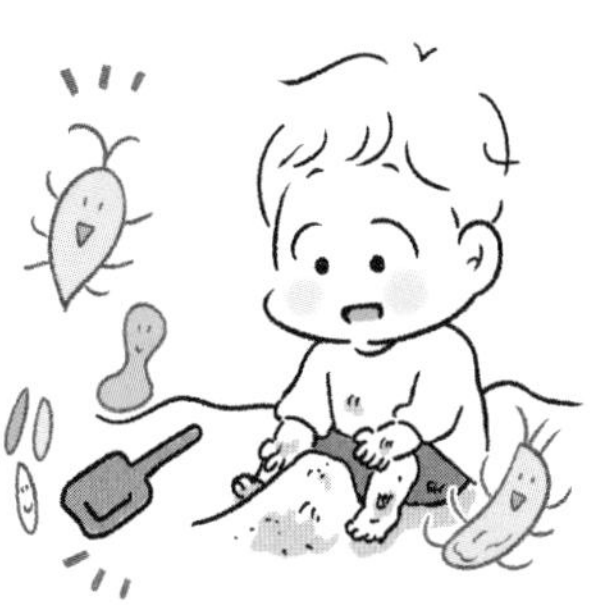

1～2才

1~2才

Q

感染症対策で、消毒しすぎるのはよくないの？

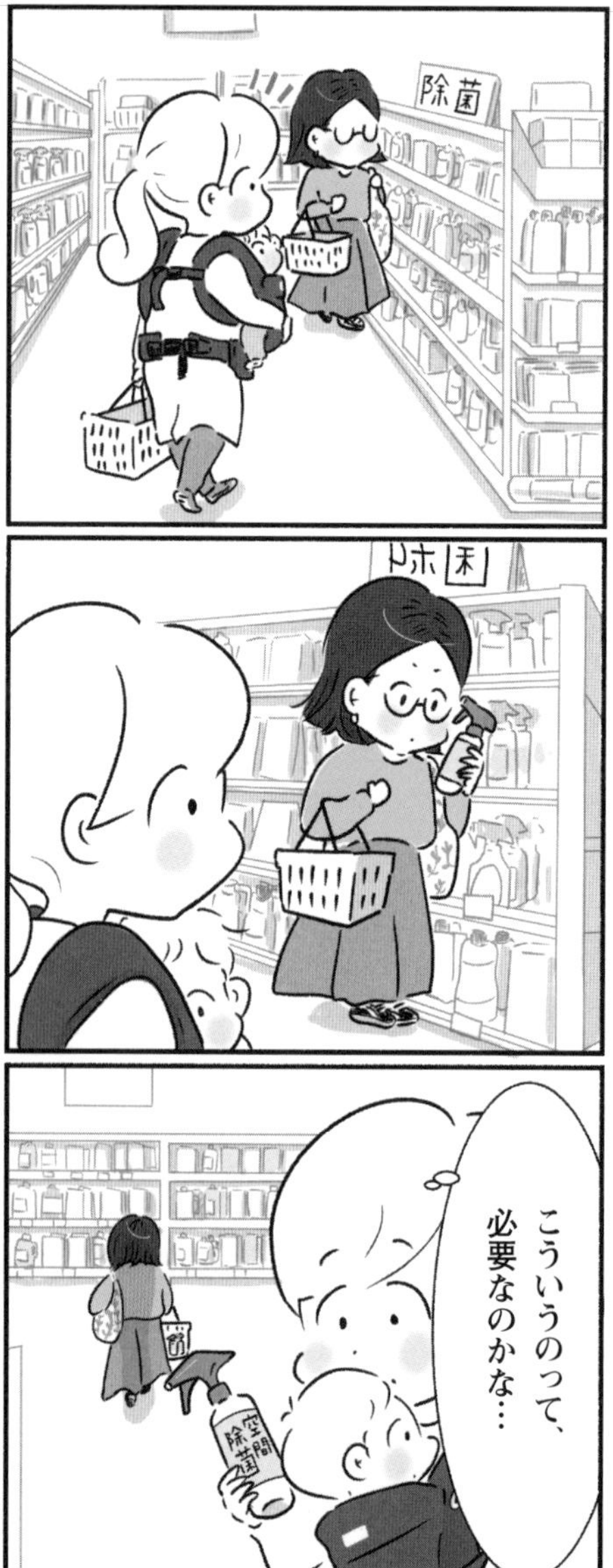
除菌
除菌
こういうのって、必要なのかな…
空間除菌

自然免疫から、練習の機会を奪わない

昔から「風邪をよくひく子は、大人になって丈夫になる」といわれましたが、これは一理あります。病原体に何度も感染することで、自然免疫が発達するからです。

自然免疫は、私たちが生まれながらにして備えているシステムです。700万年前に誕生してから今日まで、私たち人間がこんなに人数を増やしながら生き残ってこられたのは、この自然免疫システムのおかげです。

自然免疫を担当する免疫細胞は、つねに体中をパトロールしながら病原菌やウィルスなどの異物を見つけ、即座に退治する、ということをくり返しています。これは、スポーツの練習試合とよく似ています。ふだんから実践練習をしていなければ、ここぞという大事な試合で力を発揮することはできません。自然免疫も、**日常的に小さな実践を積み重ねているからこそ、いざ強力な病原体が侵入してきたときに対応できる**のです。

保育園など集団保育の場に行くようになると、子どもが次々と病気をもらってくることがありますが、次第に体が丈夫になり、最初のころのような頻度で発病することはなくな

ります。これも、自然免疫が実践を積み重ね、免疫力を高めた成果です。

ところが最近は新型コロナウィルスの流行を受け、「感染リスクを低下させるため」ということで、さまざまな「空間除菌」のための製品が販売されるようになりました。私たちはふだん呼吸をするときにも、空気中に浮遊しているさまざまな物質を取り込んでいます。そのなかにはさまざまな病原体も含まれていて、自然免疫が練習試合をするための大切な機会になっています。

このような製品を使って**空気中の菌を殺してしまったり、身の周りをなんでもアルコール除菌したりしてしまうと、自然免疫の「練習試合」の機会を奪ってしまうことになります。**本当に強力な病原体が侵入してきたときに、勝つことができなくなるのです。

ですから、家庭内感染が心配な状況でないかぎり、消毒のしすぎは禁物です。

殺菌効果のあるうがい薬を使いすぎない

手洗いのしすぎが、皮膚常在菌を洗い流してしまうことはお伝えしました（96ページ）。うがいについても、殺菌効果のあるうがい薬などをいつも使っていると、のどの粘膜を傷つけて、本来の防御機能を低下させてしまいます。

ただしのどが乾燥すると、病原体を外に出そうとしてくれている鼻やのどの粘膜、粘膜に生えている絨毛のはたらきが悪くなってしまい、ウィルスや病原菌が侵入しやすくなります。水分補給を頻繁にしたり、部屋の湿度を50～60％に保つようにしたり、マスクをして保湿をすることは効果があります。

＼1～2才／

A

身の周りの菌を排除しすぎることは、自然免疫の練習の機会を奪って力を弱めることにつながります。消毒しすぎは禁物です。

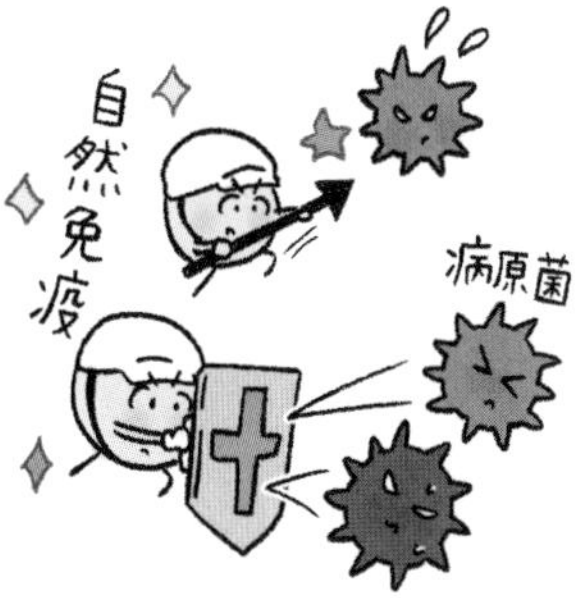

1～2才

Q 大人と同じようなものが食べられるのは何才から？

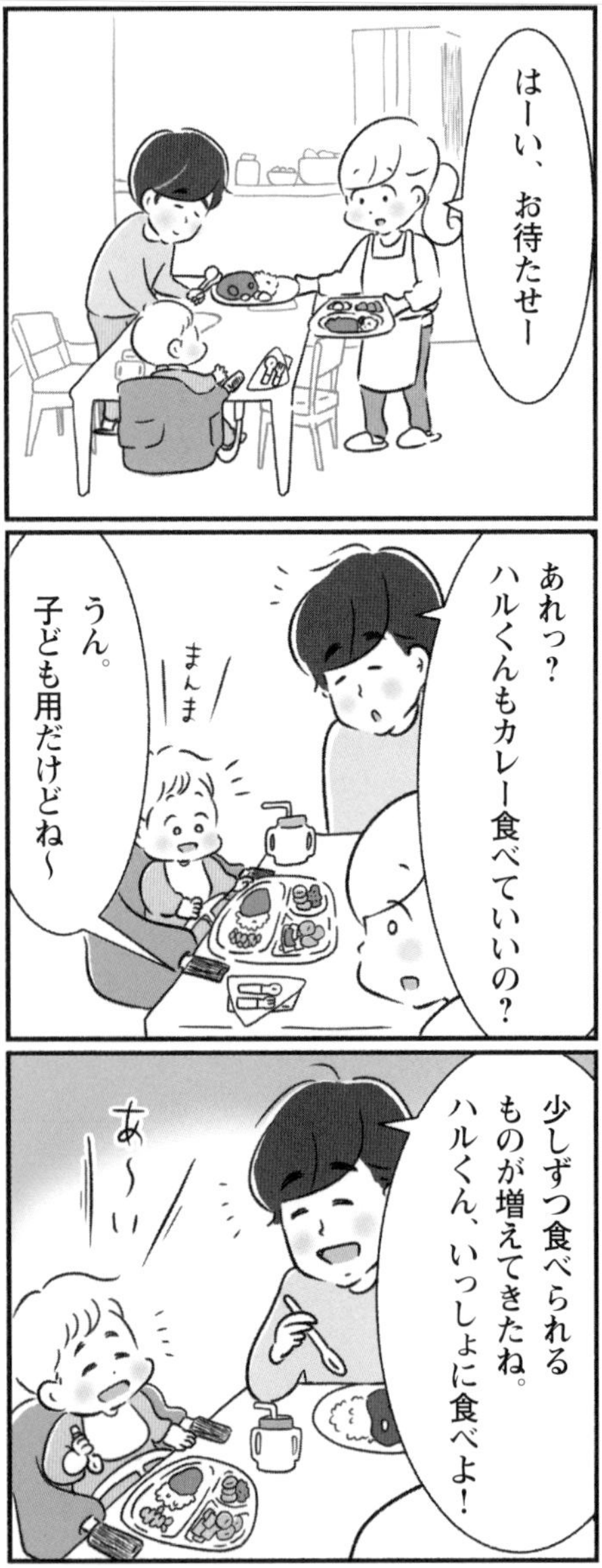

はーい、お待たせー
あれっ？ハルくんもカレー食べていいの？
まんま
うん。子ども用だけどね～
少しずつ食べられるものが増えてきたね。ハルくん、いっしょに食べよ！
あ～い

人間たちにおいしい食べものは、菌にとってもおいしい食べもの

大人とちがって、まだ免疫システムや消化器官が未熟な子どもに与える食事には、十分な注意が必要です。**そばやナッツ類など、強い食物アレルギー症状を起こしやすい食材は3才になるまでは避けたほうがよいといわれます。**では、お刺身などの生魚を避けるのはどうしてでしょうか。

私たちが食べるものは、菌などの微生物にとっても、おいしい食べものです。空気中やまな板の上、手や指などあらゆるところに存在している目に見えない微生物が、食べものに付着するのを完全に防ぐことはできません。問題は、この微生物たちのなかに、食べものを腐らせたり、食中毒の原因になったりするものがあることです。

食べものに付着した菌は、温度や水分、栄養などの条件がそろうと、分裂して増殖していきます。増殖する速さは種類によってちがいますが、仮に10分に1回の分裂をくり返したとすると、5時間後にはなんと約10億個にまで増殖する計算となります。この増殖によって食べものの成分が変質することで「腐敗」が起きたり、食中毒の原因になったりします。

食中毒の原因になる代表的な菌である「腸炎ビブリオ菌」は、魚介類に多く含まれています。増殖速度がきわめて速く、短時間で急激に増殖するのが特徴です。また、アニサキスなどの寄生虫も、魚介類に含まれています。しかし加熱することで、これらの菌や寄生虫は死滅します。

大人とちがって、まだ免疫システムや消化器官が未熟な子どもは、食中毒になると重症化してしまう危険があります。生魚を与えてはいけないのは、こういうわけなのです。

生卵や辛いものにも要注意

ほかに、小さい子どもに与えるときに気をつけなくてはいけないのが、生卵です。卵は成長に必要なたんぱく源のひとつですが、生卵は、サルモネラ菌による食中毒が発生しやすい食材であり、アレルギーが出やすい食材でもあります。

サルモネラ菌のことは、ほ乳瓶の項でもお伝えしましたが（83ページ）、少量でも食中毒の原因になります。卵についたサルモネラ菌は加熱することで死滅するので、3才になるまでは半熟卵や生卵は避け、十分過熱して与えるようにしたほうがいいでしょう。アレルギー対策にも、長時間加熱するほうが、抗原性が弱まります。

また、カプサイシンの含まれる辛いものは、小さい子どもが食べるとおなかの粘膜が傷ついて荒れたり、息切れをしたり、咳が出たりすることがあります。辛いものをさわった手で、目をさわったりする心配もあり、危険です。こちらも、解禁の目安は3才です。キムチに含まれる乳酸菌は、免疫を上げる効果がある善玉菌なのでおすすめですが、様子をみながら、少しずつ与えることが大切です。

＼1～2才／

A

生魚や生卵、
辛みや刺激のある食品などは
抵抗力と体力がついてきた
3才を目安に
じょじょに与えてみましょう。

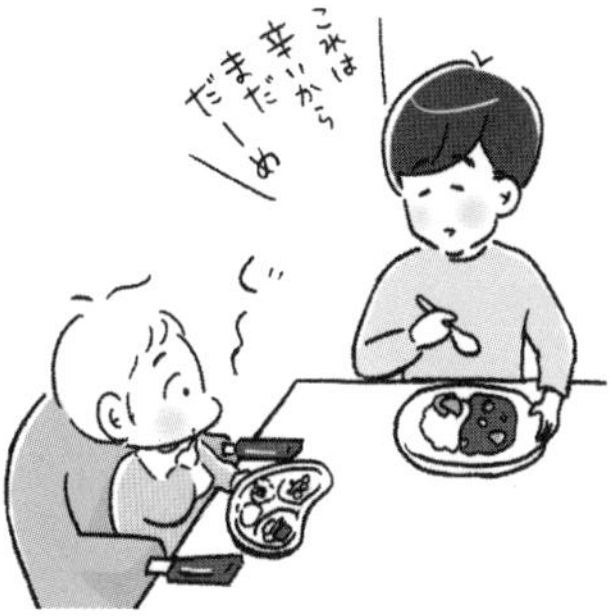

1～2才

1～2才

Q おやつは、どのくらいまで与えていい？

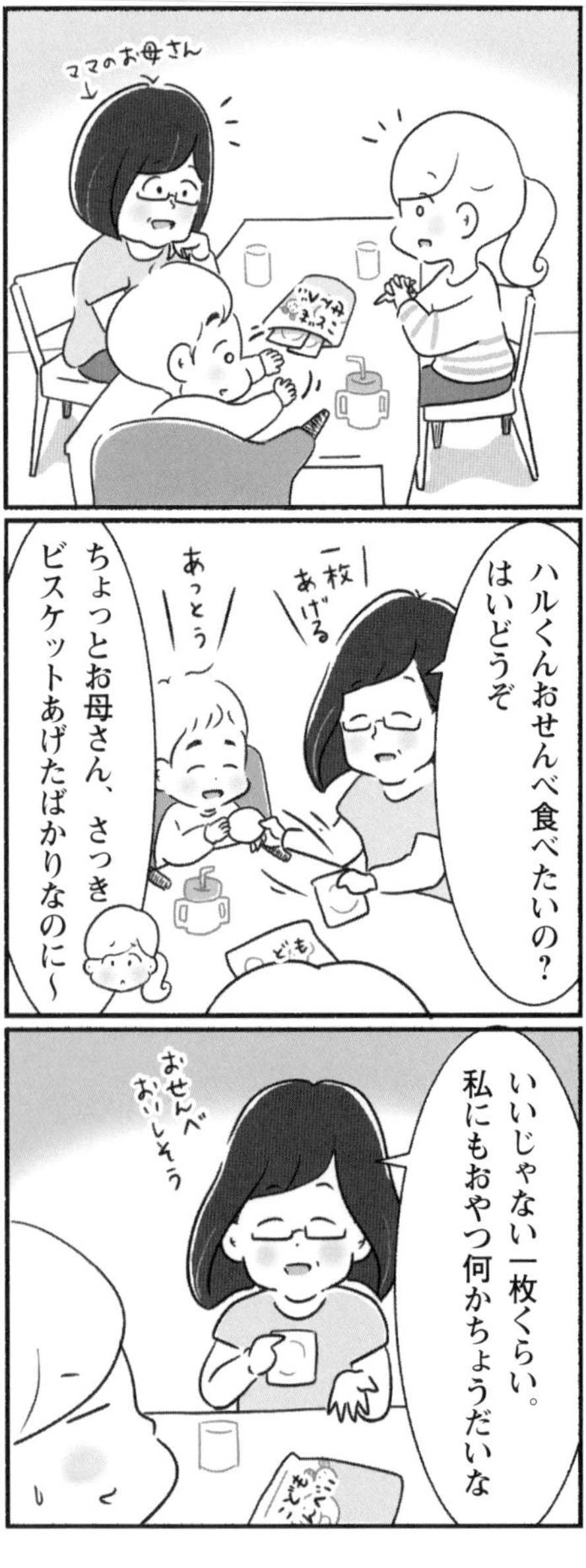

ママのお母さん
ハルくんおせんべ食べたいの？
はいどうぞ
一枚あげる
あっとう
ちょっとお母さん、さっき
ビスケットあげたばかりなのに～
いいじゃない一枚くらい。
私にもおやつ何かちょうだいな
おせんべおいしそう

脳の欲求に従いすぎると、不健康になる

子どもが成長してだんだんと活動量が増えてくると、それを補うためにおやつをあげることになります。だいたい生後9か月ごろからおやつを与えはじめることが多いようです。しかし小さい子どもの「おやつ」は、大人にとってのおやつとは少し意味がちがいます。

私たちは、「おなかがすいたから」という理由だけでなく、「何か甘いものが食べたい」「ストレスを発散したい」といった理由で、おやつを食べることがよくあります。それは、脳のしわざです。脳は、糖質が大好きです。糖質が分解されてできるブドウ糖は、食べるとすぐに脳に届き脳のエネルギーになるので、脳はちょっと疲れてくると、「糖質を食べろ」と命じます。**脳は、体に悪いとわかっていても、誘惑に負けてしまう意志の弱い器官なのです。**そのため私たちは、おなかがすいていないのにちょっと甘いものをつまんだり、満腹なのにもかかわらずダラダラと食べ続けてしまったりすることがあります。

さらに、おやつによく含まれている糖分や脂肪分が「おいしい」という情報は、脳内に「エ

ンドルフィン」という物質をつくらせて幸福感を与えます。エンドルフィンには、不安やイライラ、緊張などを和らげる効果があります。この体験が「報酬（ほうしゅう）系」という神経回路を刺激し、「もっと食べたい」という欲求を高めるのです。

こんな脳の暴走をコントロールするために大切な役割を果たしているのが、腸です。腸はよいものと悪いものを区別します。病原菌や有害物質は、下痢やおう吐を起こして排除しようとしますし、食べすぎたときも、下痢を起こして余分な栄養分を流してくれます。

糖類は、エネルギーをつくり出す大事な栄養素です。**しかしお菓子に含まれているブドウ糖などの単糖類は、腸内細菌のエサにはなりません。**小さいころからこういうものを習慣的に食べていると、腸内細菌を貧弱にして、乳酸菌やビフィズス菌などの善玉菌を減少させてしまいます。スナック菓子のように、噛まなくても口に入れただけで「おいしい」と感じられる食べものは、習慣化すると肥満や糖尿病になる危険性もあります。

脳を喜ばせるものを食べることよりも、腸を喜ばせるものを食べることが、アレルギーや病気に負けない体をつくることにつながるのです。

おやつは、食事の合間のエネルギー補給

小さな子どもにとってのおやつは、脳が誘惑に負けて食べるものではなく、食事の合間のエネルギー補給です。砂糖がたっぷり入っているものや、塩がきいているもの、油で揚げたものは向きません。お菓子よりも、おにぎりやさつまいも、バナナなど、加工されていないものを選びましょう。また、できるだけ添加物や糖、油が少ないもの、そしてよく噛むほどにおいしく感じられるものを選び、食事の邪魔にならない量にとどめることが大切です。

\1～2才/

A

活動量が増えてきたら、糖、油、添加物が少なく、よく噛んでおいしいと感じられるおやつを適量あげるのがおすすめです。

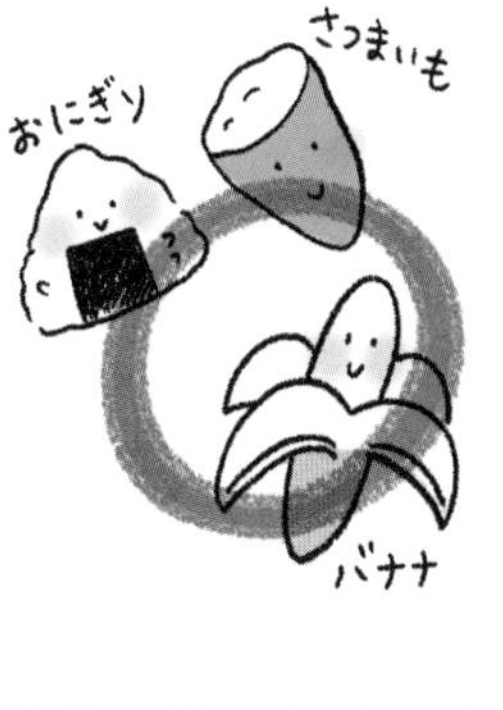

1～2才

1〜2才

Q 太りやすさにも腸は関係ある？

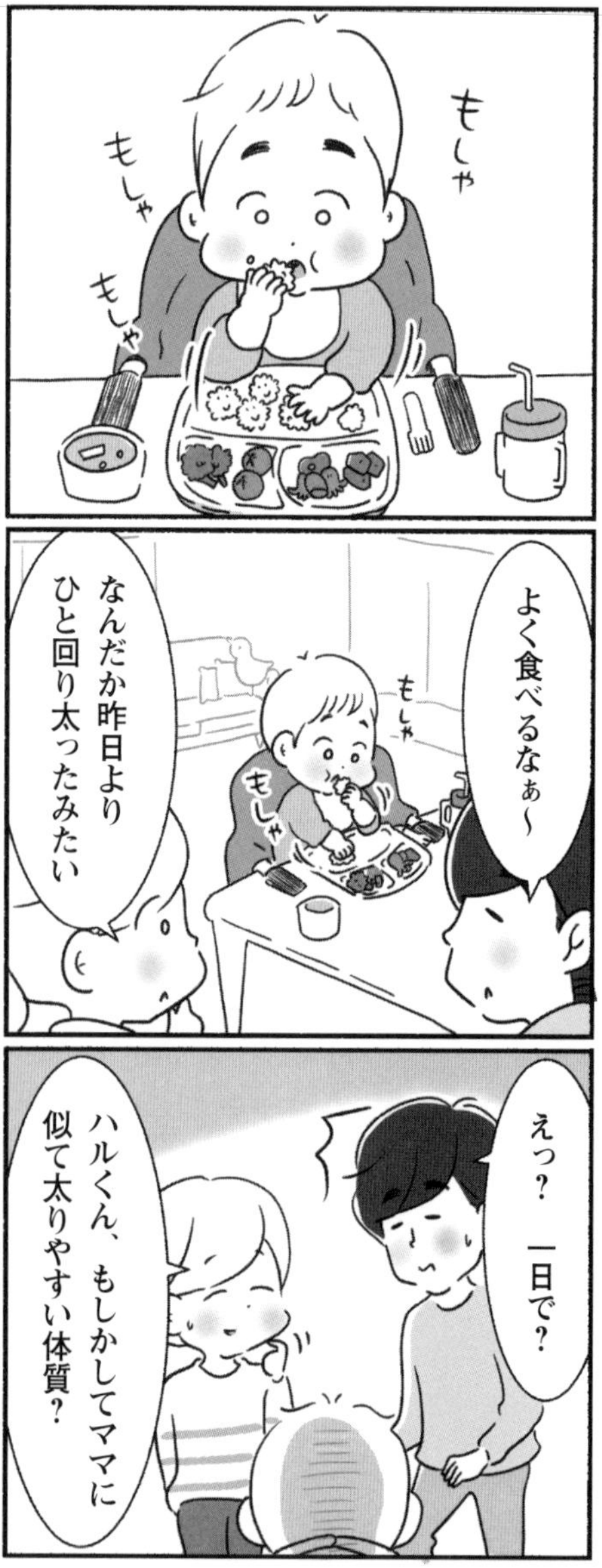

もしゃ
もしゃ
もしゃ
よく食べるなぁ〜
もしゃ
もしゃ
なんだか昨日より ひと回り太ったみたい
えっ？ 一日で？
ハルくん、もしかしてママに似て太りやすい体質？

肥満の人の腸内には、「やせるための菌」が少ない

「やせの大食い」という言葉があるように、世の中には、いくら食べてもなかなか太らない人がいます。逆に、油断するとすぐ太ってしまうという人もいます。親が太っていると子どもも太っていることが多いので、「遺伝」によると思っている人も多いでしょう。**じつは、やせているか太っているかは遺伝ではなく、腸内フローラの組成によって決まる可能性が高い**と考えられています。

腸内細菌のなかでいちばん数が多いのは、日和見菌です。日和見菌は、「フィルミクテス門」と「バクテロイデス門」という2グループに分かれています。フィルミクテス門は悪玉菌に加担しやすい性質があり、バクテロイデス門は善玉菌に加担しやすい性質があります。**最近の研究で、肥満の人の腸内にはフィルミクテス門が多く存在し、やせた人の腸内にはバクテロイデス門が多く存在することがわかってきました。**

腸内細菌は、私たちが食べたものを分解し、それを栄養にしていますが、そのときに出すさまざまな物質が、私たちの体にとって重要なはたらきをしていることがわかっていま

す。バクテロイデス門が出す物質は、短鎖脂肪酸です。短鎖脂肪酸は腸から吸収されて血液中に入ると、脂肪細胞にはたらきかけ、脂肪の取り込みをストップさせ、余分な脂肪の蓄積を防ぎます。さらに、血液を介して全身の筋肉に作用し、脂肪を燃やすはたらきもあります。

いっぽうフィルミクテス門の菌には、糖質を代謝する遺伝子をもつものが多いので、少し食べただけでも大量のエネルギーがつくられます。さらに、使われずに余ったエネルギーが、脂肪に変えられて蓄積していくことになります。

人が、食べたものからエネルギーをどう吸収してどう貯蔵するかは、もっている細菌の種類と深く関係しているのです。

食生活で「やせるための菌」は増やせる

赤ちゃんは出生時や授乳のときにお母さんの腸内細菌を受け継ぎます。このときに、太っているお母さんから「フィルミクテス門」をたくさんもらった子どもは、太る可能性が高

いといえるでしょう。ただ、お母さんが太っているかどうかで子どもの体型が決定されてしまうということはありません。だいじなのは環境と食生活です。

炭水化物や甘いもの、肉料理、揚げものなど高カロリーで食物繊維の少ないものをよく食べていると、フィルミクテス門が多くなってしまいますが、**野菜や果物を中心に、低カロリーで食物繊維の多い食事をしていると、バクテロイデス門が優勢になります。**

ちなみに、生後6か月以内に抗生物質を投与された赤ちゃんは、そうでない赤ちゃんに比べて、過体重になりやすいことがわかっています。抗生物質は腸内環境の勢力図をフィルミクテス門優勢に変えてしまうので、太りやすくなるのです。

1~2才

A

太りやすさは、腸内フローラの組成によって決まります。やせやすくなる菌＝バクテロイデス門を増やす食生活を心がけましょう。

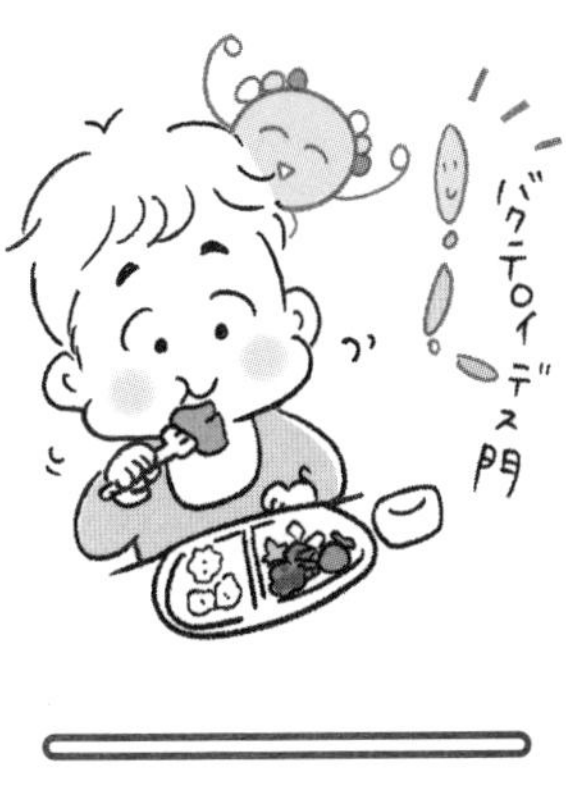

1～2才

Q 毎日食べさせたほうがいいのはどんなもの？

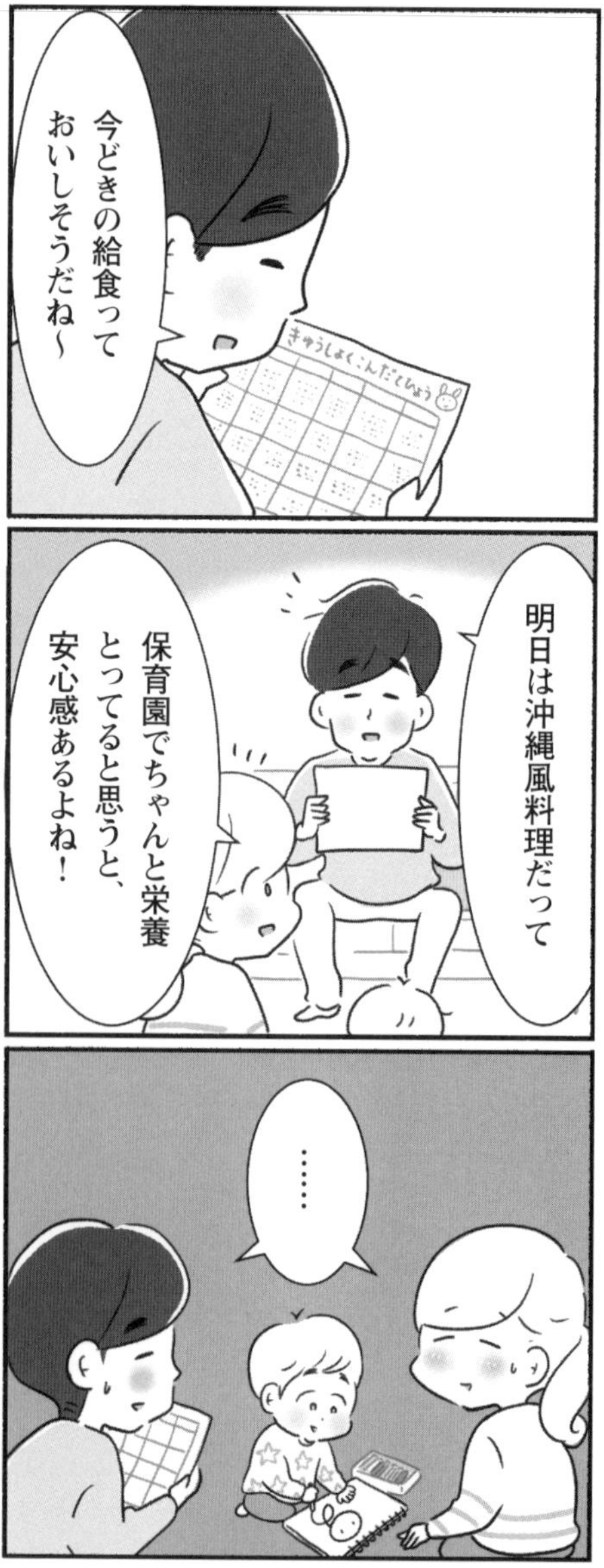

今どきの給食って
おいしそうだね～
きゅうしょくこんだてひょう
明日は沖縄風料理だって
保育園でちゃんと栄養
とってると思うと、
安心感あるよね！
……

食事を2週間変えただけで、体は大きく変わる

人の体は、食べるものの影響をつよく受けます。そのことがはっきりわかる実験があります。イギリスのキングス・カレッジによる調査で、被験者がファストフードだけを10日間食べ続けたところ、腸内細菌が40%も減ってしまったというのです。

また、食べるものによって、腸内細菌の組成比バランスも変わってくることもわかっています。アメリカのピッツバーグ大学などのチームが2015年に行った実験では、南アフリカの農村に暮らすアフリカ人(低脂質、高食物繊維の食事をとっている)と、アフリカ系アメリカ人(高脂質、低食物繊維の食事をとっている)との間で、2週間、お互いが食べている食事を交換してみました。

その結果、事前の健康診断では、農村のアフリカ人には大腸がんのリスクが見当たらなかったのに、2週間後にはリスクが増えてしまいました。逆に、アフリカ系アメリカ人は、実験前には大腸がんの可能性の高いポリープがみられる人もいたのに、実験後には大腸がんのリスクが減ったのです。さらに、農村のアフリカ人には、肥満や炎症を防いでくれる

短鎖脂肪酸が多かったのに、実験後は減ってしまい、逆にアフリカ系アメリカ人には増えたこともわかりました。

食べるものをたった10日~2週間変えただけで、人間の体にはこのように大きな変化が起きるのです。

腸が喜ぶものを食べさせよう

生後1才半から3才くらいにかけて、子どもの腸内環境はどんどん安定し、腸内細菌の数や種類が増えてきます。3才ごろには、豊富にあった乳酸菌はぐんと減り、食べものや環境によって手に入れた菌が腸内に増えていきます。

子どもの腸内環境をよくし、病気にかかりにくくするためには、腸内細菌のエサである野菜、豆類、穀類、海藻、発酵食品を積極的にとることです。なかでも菌は、食物繊維が大好物です。食物繊維には水溶性と不溶性のものがあります。水溶性の食物繊維は、大麦や昆布、わかめ、ひじき、さといも、リンゴなどに多く含まれていて、大腸でビフィズス菌などの善玉菌のエサになり、短鎖脂肪酸をつくります。いっぽう不溶性の食物繊維は、玄米やキャベツ、レタス、さつまいも、大豆などに多く含まれていて、便の量を増やしたり、腸を刺激して蠕動（ぜんどう）運動を促したりするなどの役割があります。**健康のためには、不溶性の食物繊維だけでなく、水溶性の食物繊維を上手にとることがおすすめです。**

納豆やヨーグルト、ぬか漬け、味噌、チーズなどの発酵食品もぜひ、毎日の食卓に取り入れましょう。発酵食品には発酵にかかわった善玉菌が含まれます。生きたまま腸に届けば腸内フローラの一部になりますし、死んだ場合も、善玉菌のエサとして活用されます。

1～2才

A

いい菌を取り入れ、腸のなかで増やせるように、食物繊維を含む食品や発酵食品を積極的にとりたいですね。

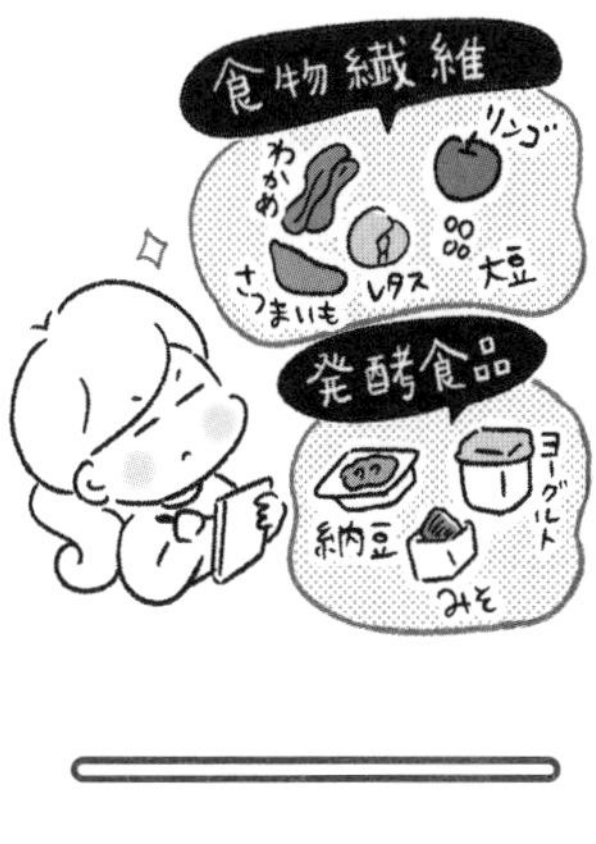

1～2才

Q 腸内細菌が性格も左右するってホント？

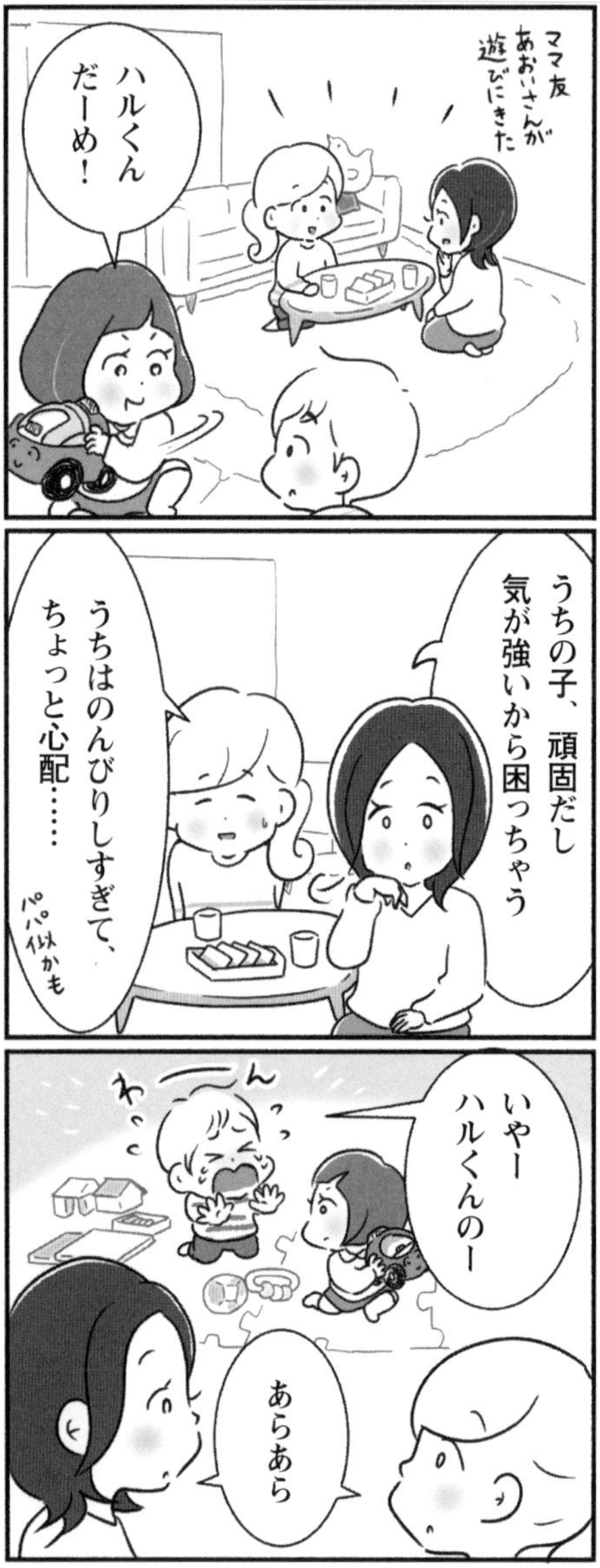

ママ友あおいさんが遊びにきた
ハルくんだーめ！
うちの子、頑固だし気が強いから困っちゃう
うちはのんびりしすぎて、ちょっと心配……
パパ似かも
いやーハルくんのー
わーーん
あらあら

腸内フローラの移植で、性格が変わった

うれしい、悲しい、怖い、怒りなどの感情は、脳で生まれています。しかし実際にはこういった感情は、腸内細菌に操られている可能性があることがわかってきました。

カナダのマクマスター大学のプレミシル・ベルチック医師が行った、マウスの性格に関する実験があります。好奇心が旺盛な活発なマウスと臆病なマウスを高さ5センチの台に乗せ、台の上から降りるまでの時間を計ってみました。活発なマウスは17秒で台から降りることができましたが、臆病なマウスは警戒心が強いため、5分を経過しても降りられませんでした。

この2匹のマウスの腸内フローラを、お互いに移植して、3週間後に同じ実験を行ってみました。すると、活発なマウスの腸内フローラを移植された臆病なマウスは、台からすぐに降りることができました。それに対して、臆病なマウスの腸内フローラを移植された活発なマウスは、台からなかなか降りられなくなってしまいました。**腸内フローラを交換することで、マウスの性格まで変わってしまったというわけです。**

好奇心旺盛で行動的なのか、臆病で不安を感じやすいのか、そんな性格傾向に、腸内環境が大きな影響を与えている可能性があります。

腸内細菌がつくるドーパミンは、結婚生活にも影響あり

次のような実験もあります。中国科学院の金鋒教授が、豚に乳酸菌を与え続けたところ、健康になり、肉質がよくなっただけでなく、性格が穏やかになったというのです。金教授は、乳酸菌が「幸せ物質」であるドーパミンやセロトニンなどの前駆体を脳に送ったためだと考えています。

ドーパミンやセロトニンの前駆体は、腸内細菌がいないと合成できません。ドーパミンは、「幸せを記憶する物質」であることが明らかになっています。それはつまり、「好きになってしまうとやめられない」という性質でもあるので、結婚した相手をずっと好きでいるためにも欠かせない物質といえます。逆に愛情がすぐ冷めてしまったり、浮気をしやすい人には、ドーパミンが不足している可能性があります。

セロトニンは気持ちを安定させてくれる物質です。セロトニンが不足すると、イライラして怒りっぽくなったり、落ち込みやすくなったり、何かの依存症になりやすい性質になってしまいます。

腸内細菌の組成比が変わると、その人の行動も変わるといえます。**性格は親から受け継いだ遺伝子によって決まると思っている人が多いかもしれませんが、じつは性格を決めているのは、腸の中の細菌かもしれません。**もっている腸内フローラ次第で、その子がどんな人生を送るかが決まるといっても、大げさではないのです。

＼1～2才／

A

性格は生まれつきのものではなく、腸内細菌の種類やその組成によって決まる可能性があります。

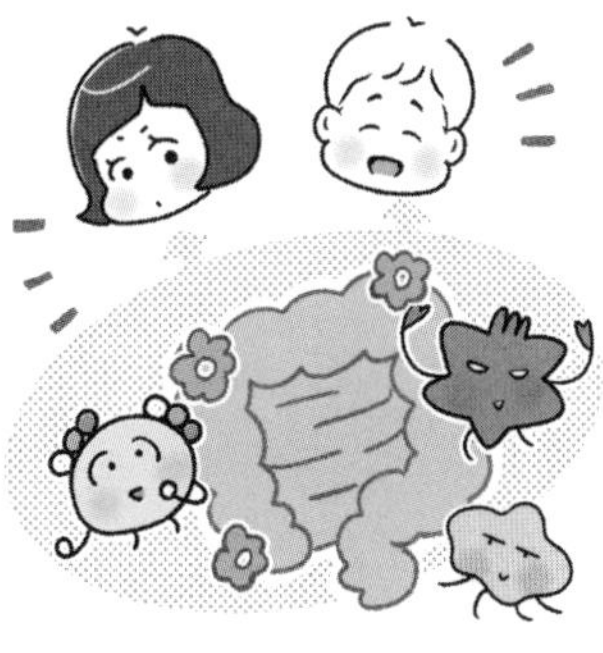

1~2才

Q 風邪をひきやすいのは、腸内環境に関係ある？

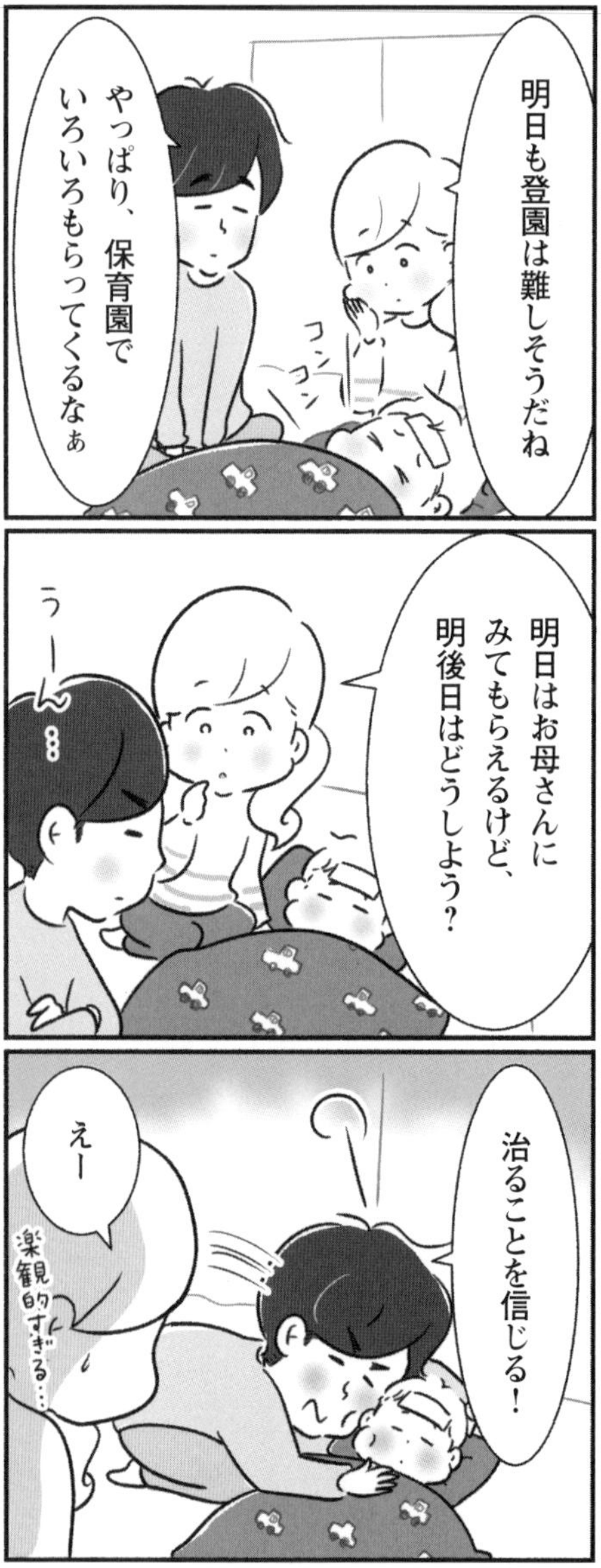
明日も登園は難しそうだね
コンコン
やっぱり、保育園でいろいろもらってくるなぁ
明日はお母さんにみてもらえるけど、明後日はどうしよう？
うーん…
治ることを信じる！
えー
楽観的すぎる…

自然免疫細胞が活躍しているときは、症状が出ない

免疫力の約7割が腸でつくられていること、腸の免疫系細胞を活性化させているのが腸内細菌たちであることはお伝えしました。腸内環境がよく、腸内フローラが豊かな人は免疫力も高く、したがって風邪もひきにくいといえます。

免疫には、「自然免疫」と「獲得免疫」の2種があります。私たちが生まれながらに備えているのが、「自然免疫」というシステム（125ページ）です。対して、病原体の情報を記憶し、病原体ごとにオーダーメイドの武器をつくって戦うシステムが「獲得免疫」です。74ページの予防接種はまさに、この「獲得免疫」のシステムを利用したものです。

私たちは、自然免疫と獲得免疫の両輪で体を守っていますが、なんといっても第一線で活躍してくれているのは、自然免疫。その代表的な存在が、「NK細胞（ナチュラルキラー細胞）」です。NK細胞は、体内をつねにパトロールして、悪い細胞を見つけ出すと即攻撃し、破壊してくれる免疫細胞です。

1~2才

たとえば保育園などで、ウィルスをもらってしまったとします。ウィルスが粘膜の中で増えはじめると、NK細胞はすぐやってきて、感染した細胞を攻撃します。このNK細胞が戦っているときには、熱も出ないしほとんど症状はありません。

ところが自然免疫に関する細胞が弱かったりして、この戦いに敗れてしまうと、次は獲得免疫系の細胞たちが出動します。そうすると、発熱や痛みなどの症状が出てくるのです。

つまり、感染しても症状が出ないときは、NK細胞がしっかり活躍してくれているときというわけです。研究により、**NK細胞が多い人ほど風邪にかかる回数が少なく、また風邪をひいていた日数も少ないことがわかっています。**

NK細胞が増える生活をしよう

体内にあるNK細胞は、少ない人で50億個、多い人では1000億個といわれています。では、どうすればNK細胞を増やせるのでしょう。それはやっぱり、腸内細菌を増やすことです。NK細胞は、食生活や精神的ストレスなどの影響を非常に受けやすいといわれます。食生活を整えて腸内細菌を増やし、免疫細胞を活性化させ、神経伝達物質の合成を促してストレスに強い体をつくることで、NK細胞を増やすことができます。

ちなみに、風邪をひいたときに抗生物質を飲むのは意味がありません。抗生物質は細菌を殺すのには効果がありますが、風邪の原因のほとんどは細菌ではなくウィルスです。3才未満で抗生物質を飲むと、いままさに形成している途中の腸内フローラに、大きな打撃を与える可能性があります。安易な使用は控えたいものです。

1~2才

A

風邪をひきやすいのは、自然免疫のNK細胞の数が少ないからかもしれません。腸内細菌を増やすことで、NK細胞も増やせます。

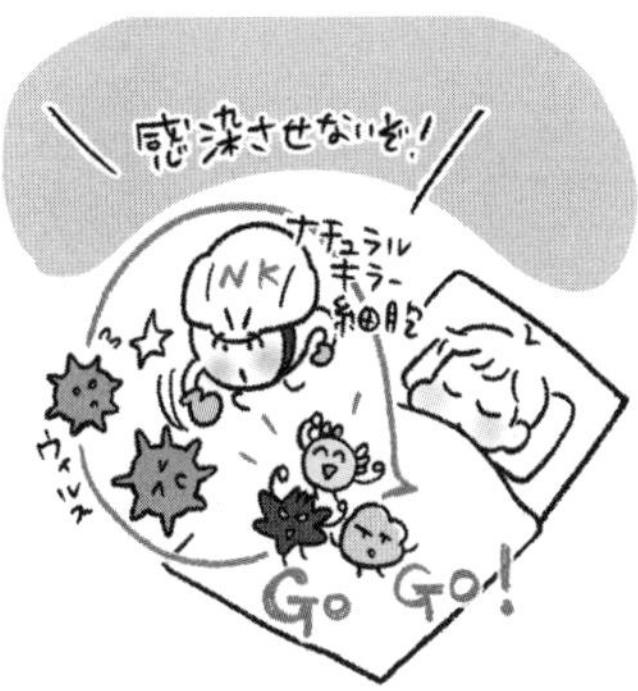

1～2才

Q 結局、子どもの腸内を豊かにするにはどうしたらいいの？

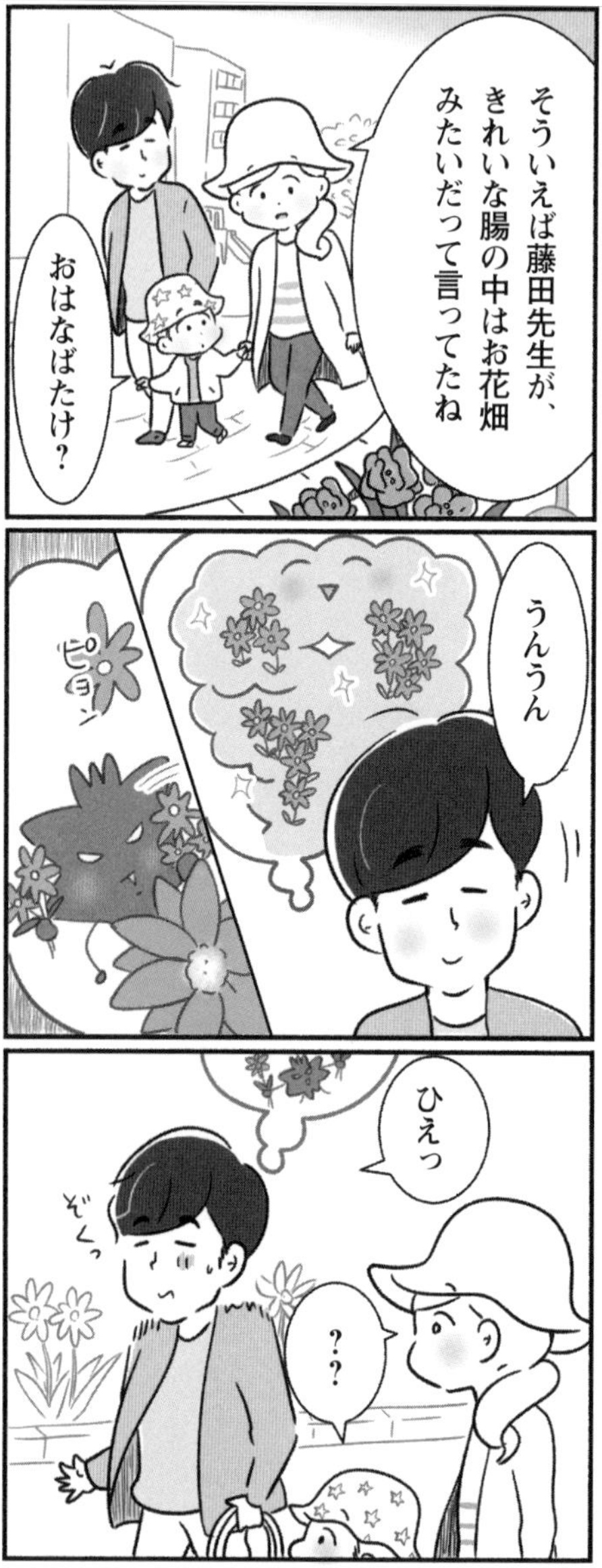

そういえば藤田先生が、きれいな腸の中はお花畑みたいだって言ってたね
おはなばたけ？
うんうん
ピョン
ひえっ
ぞくっ
？？

腸内フローラが確定する前に、多くの菌をすみつかせる

子どもの腸内フローラは3才までに決まり、一度決まると、その腸内フローラを一生涯もち続けます。**よい腸内環境というのは多様性に満ちた腸内環境のことであり、大事なのは3才までに少しでもたくさんの種類の菌にふれて、腸にすみついてもらうことです。**

3才までに取り込んだ菌も、すべてが定住できるわけではありません。すみつけるかどうかを決めているのは、腸粘膜に存在するIgA抗体です。IgA抗体が菌をどのようにして選別するのかの基準はまだはっきりわかっていないので、私たちにできるのは、3才までに少しでも多くの種類の腸内細菌に出会わせることしかありません。

まずやりたいのは、お母さんやお父さんなど家族の菌を受け継がせるために、**スキンシップを積極的に行うこと。**祖父母や親せき、近所の人、友だちなど、**たくさんの人と交流する機会をつくること**も大切です。感染症予防のための手洗いは必要ですが、アルコール消毒や抗菌剤入りの石けんでの手洗いなどは、せっかくの菌を渡すチャンスが失われてし

1~2才

まうので、濫用（らんよう）しないようにしたいものです。

子どもは、家の中をはい回ったり、ふれるものを手あたりしだいに口に入れたり、なめたりすることで、さまざまなものからも菌を獲得しようとします。**清潔な暮らしを追い求めるあまり、除菌をしすぎて、菌を死滅させないようにしなくてはいけません。**無理のない範囲で外にも積極的に連れ出して、土の上で遊ばせ、多くの土壌菌とふれ合う機会をつくりましょう。安全に注意しながらの、動物とのふれ合いもよいものです。

「プロバイオティクス」を効果的に取り込もう

もちろん、食べものによっても腸内細菌は増やせます。**腸内でよいはたらきをする微生物や、それを含む食品を「プロバイオティクス」と呼びます。**悪玉菌や病原菌の活動を抑え、免疫力を高めたり、発がん性物質を無害化する効果があるといわれます。代表的なものにヨーグルトがありますが、漬物、納豆、味噌などの発酵食品もプロバイオティクスです。

プロバイオティクスは、エサになる食品である食物繊維やオリゴ糖をいっしょにとること

で、**一層の効果が期待できます。**オリゴ糖は大豆やごぼう、たまねぎ、キャベツ、バナナなどに豊富に含まれています。これらの食品を意識的にとることで、乳酸菌やビフィズス菌がすみやすい腸になります。

逆に、腸内細菌が苦手なのは、食品添加物や化学調味料など人工的につくられた食品です。生物学者の福岡伸一先生の実験で、食品添加物や化学調味料には、菌の増殖を抑える成分が含まれていることがわかっています。腸内フローラが安定する3才までは、食品添加物の摂取はできるだけ避けたいものです。抗生物質の使用も、慎重に。

\1~2才/

A

スキンシップを積極的にとり、さまざまな人とふれ合わせ、清潔すぎる環境では育てず、プロバイオティクスを食事に取り入れることです。

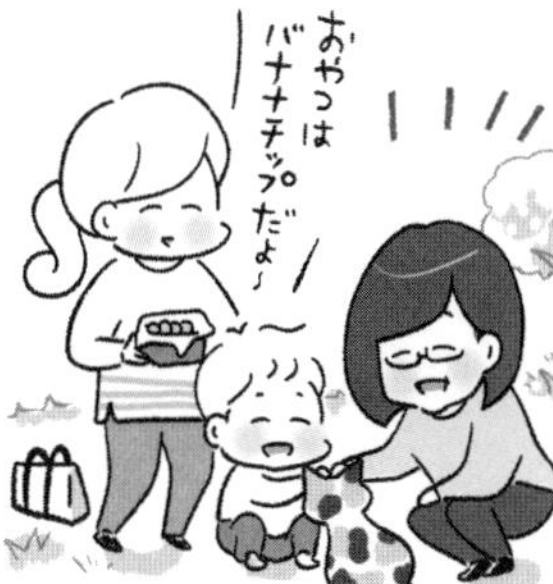

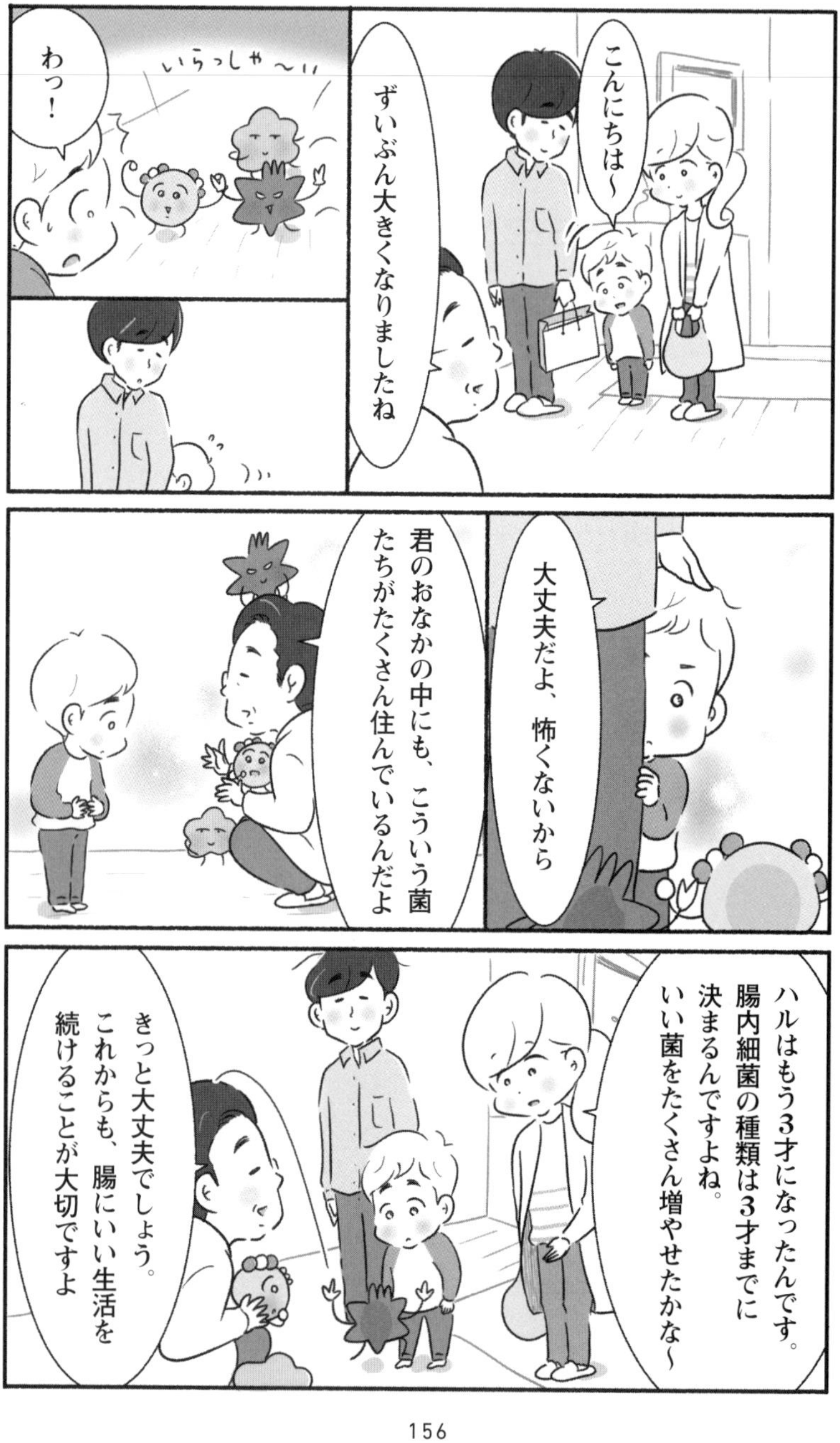

こんにちは〜
ずいぶん大きくなりましたね
いらっしゃ〜い
わっ！
大丈夫だよ、怖くないから
君のおなかの中にも、こういう菌たちがたくさん住んでいるんだよ
ハルはもう3才になったんです。腸内細菌の種類は3才までに決まるんですよね。いい菌をたくさん増やせたかな〜
きっと大丈夫でしょう。これからも、腸にいい生活を続けることが大切ですよ

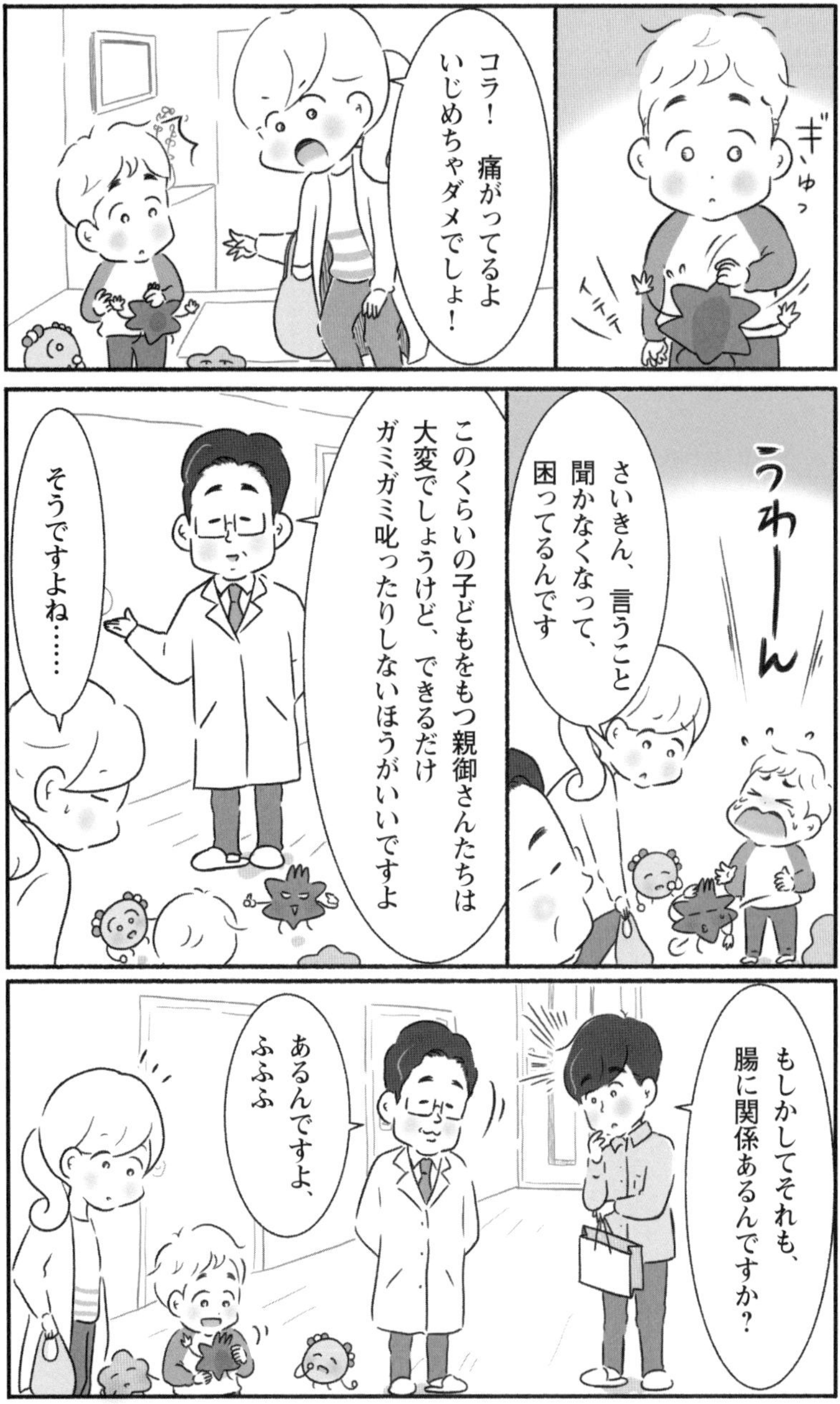
ギ、ゅっ
イテテ
コラ！ 痛がってるよ
いじめちゃダメでしょ！
うわーん
さいきん、言うこと
聞かなくなって、
困ってるんです
このくらいの子どもをもつ親御さんたちは
大変でしょうけど、できるだけ
ガミガミ叱ったりしないほうがいいですよ
そうですよね……
もしかしてそれも、
腸に関係あるんですか？
あるんですよ、
ふふふ

3才以降

3才以降

Q 3才をすぎてから頑張って菌を取り入れても、意味がない？

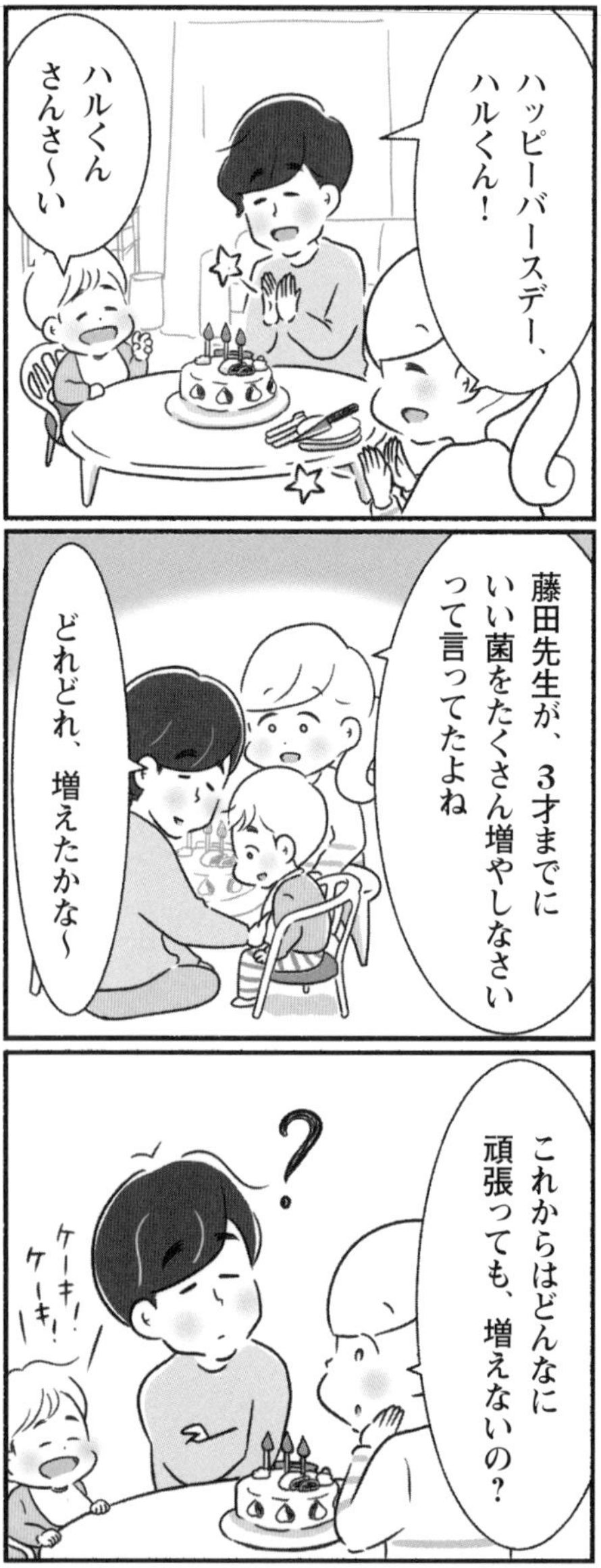
ハッピーバースデー、ハルくん！
ハルくんさんさ〜い
藤田先生が、3才までにいい菌をたくさん増やしなさいって言ってたよね
どれどれ、増えたかな〜
これからはどんなに頑張っても、増えないの？
ケーキ！ケーキ！

多様性は変わらないが、数を増やすことは可能

腸内細菌の種類(多様性)とバランスは3才までに決まってしまい、残念ながらそれ以後は変わらないとお伝えしました。腸内ではさまざまな種類の菌たちが生存競争をくり広げています。**3才をすぎると、外から新しい菌がやってきても、ほとんどは前からすんでいる菌たちに追い出されてしまって、定住することができないのです。**

この本を読んでいる方のなかには「うちの子はもう3才をすぎている。これまで腸内細菌を増やすような生活をさせてきたかどうか、自信がない」という人もいるかもしれません。でも、がっかりすることはありません。**菌の「種類」が少ない場合でも、菌の「数」を増やすことは可能です。**少しでも体によい菌を増やす努力をすればよいのです。

腸内環境をよくするためにヨーグルトを食べている人は多いと思います。しかし、ヨーグルトなどに含まれる菌も、新しい菌であれば、3才をすぎたら残念ながらほぼ定住することはできません。ただし、定住できなくても、毎日食べて腸に届けつづけることで、効

果を腸で発揮してもらうことはできます。腸内を酸性にして、酸に弱い悪玉菌が増えるのを防いだり、定住している善玉菌のエサとなって、善玉菌が増えるのを助けたりしてくれるのです。

まずは、同じ銘柄のヨーグルトを2週間食べさせ続けて、子どもに合っているかどうか（体調がいいかどうか）様子をみることです。体に合っているものでも定住はしないので、ずっと食べ続けることで、はじめて効果があります。

善玉菌を増やす生活をする

しかし相性のよいヨーグルトを探すよりも、腸内環境を豊かにするための簡単な方法があります。それは、腸にはじめからすんでいる乳酸菌を増やし、元気にしてあげることです。乳酸菌などの善玉菌は、食生活によって増えたり減ったりします。水溶性食物繊維やオリゴ糖など、善玉菌のエサになるものをたくさんとることで、確実に善玉菌の数を増やすことができます。

副交感神経が優位になる生活をすることも、善玉菌を増やすことにつながります。そのためには三食きちんと食べて、生活のリズムをつくること、十分な睡眠をとること、適度な運動を行うことが大切です。どれも基本的なことではありますが、なにごとも基本が大事ということですね。

もちろん子育てをしていたら、子どもが食べない、寝ないなど、思うようにいかないときも多いでしょう。できないことを負担に思う必要はありません。できる範囲で生活を整えていきましょう。

3才以降

A

3才をすぎると、菌の種類を増やすことは難しいけれど菌の数を増やすことはできます。腸内にあるいい菌を育ててあげましょう。

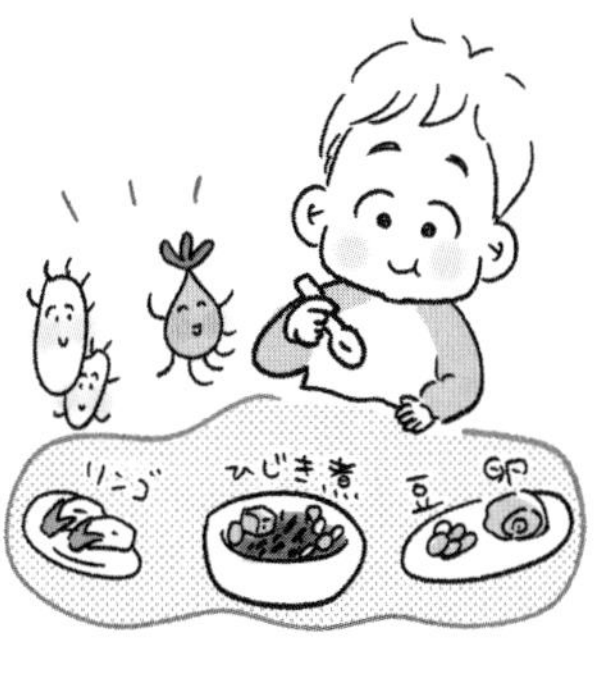

3才以降

Q

よく笑うと腸内環境にいい効果があるって本当？

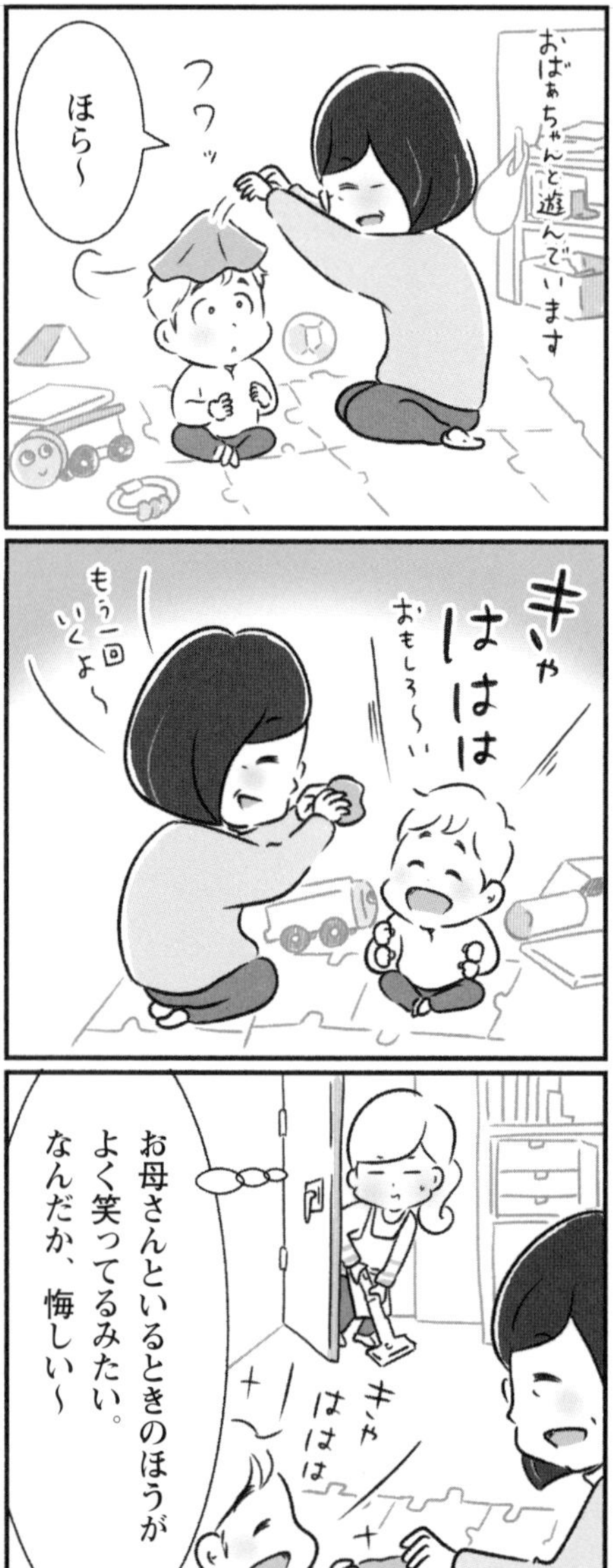
おばあちゃんと遊んでいます
フワッ
ほら〜
キャははは
おもしろ〜い
もう一回いくよ〜
キャははは
お母さんといるときのほうがよく笑ってるみたい。なんだか、悔しい〜

笑うことでストレスや緊張がほぐれる

腸と脳が、お互いに影響を与え合っていることはお伝えしたとおりです。たとえば、大事な会議の前におなかが下りそうになる感じや、飛行機に遅れそうで胃がひっくり返る感じ……。いずれも、腸と脳が、深いところでつながっている証拠です。

過敏性大腸炎の原因が、ストレスにあることもわかっています。ストレスや緊張は腸内細菌のバランスを崩し、悪玉菌を増やしてしまうのです。

ストレスが腸に悪影響を与える原因は、自律神経の乱れにあると考えられています。自律神経には交感神経と副交感神経の2種類がありますが、腸のはたらきをコントロールしているのは副交感神経です。ところが**ストレスを感じると、交感神経のはたらきが活発になり、副交感神経のはたらきが悪くなります。その結果、腸内環境が悪化すると考えられます。**

ストレスや緊張をほぐすために、いちばん即効性があるのが「笑い」です。ピンと張りつめた空気が、笑いによって一瞬にしてゆるんだという経験は、だれにもあるのではないでしょうか。

笑いがもたらすリラックスした空気は、副交感神経を優位にするのに役立ちます。笑うことで血行が促進され、筋肉の緊張がゆるみ、腸のはたらきも活発になります。体にいいことだらけです。**さらに大声で笑うと、横隔膜の上下運動と腹圧の増減によって内臓が刺激され、小腸や大腸の蠕動（ぜんどう）運動がさらに促進されます。**

笑いは免疫力を高める効果もある

ところで腸には、免疫細胞の70％が存在していますが、その代表的なものがＮＫ細胞です。じつはこの**ＮＫ細胞が「笑い」によって活性化されるという研究結果が、あちこちで報告されて注目を集めています。**

アメリカのリー・ベーク博士は、健康な医学生52人に、1時間のコメディビデオを鑑賞させ、その前後の免疫力を測定しました。その結果、ＮＫ細胞の活性も抗体の量もそれぞれ増加し、その効果はビデオ鑑賞後12時間以上も続いたということです。

子どもがよく笑う環境をつくることは、腸内環境をよくし、免疫力を上げることにつながります。全身を使って走り回り、大声で笑うような外遊びをしたり、家族でたくさん話をして笑い合ったりしてください。いっしょにいる大人がリラックスしてよく笑うと、子どももたくさん笑うようになります。

ちなみに、ベーク博士が「3時間続けて笑う」という実験をしたところ、逆に免疫力が低下した例が見られたとか。免疫力を高めるには、笑いもほどほどがよいようです。

＼3才以降／

A

笑うことで
副交感神経のバランスが整い
腸のはたらきが活発になります。
さらに、免疫力アップも
期待できるんです。

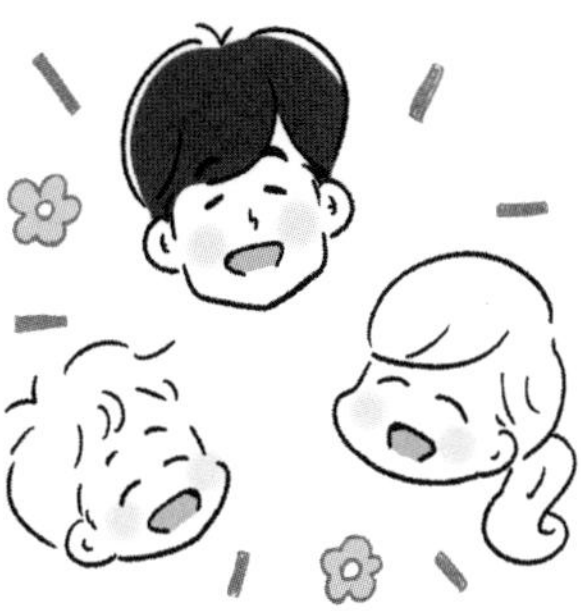

3才以降

3才以降

Q 腸内環境のいい悪いって、うんちからわかるの？

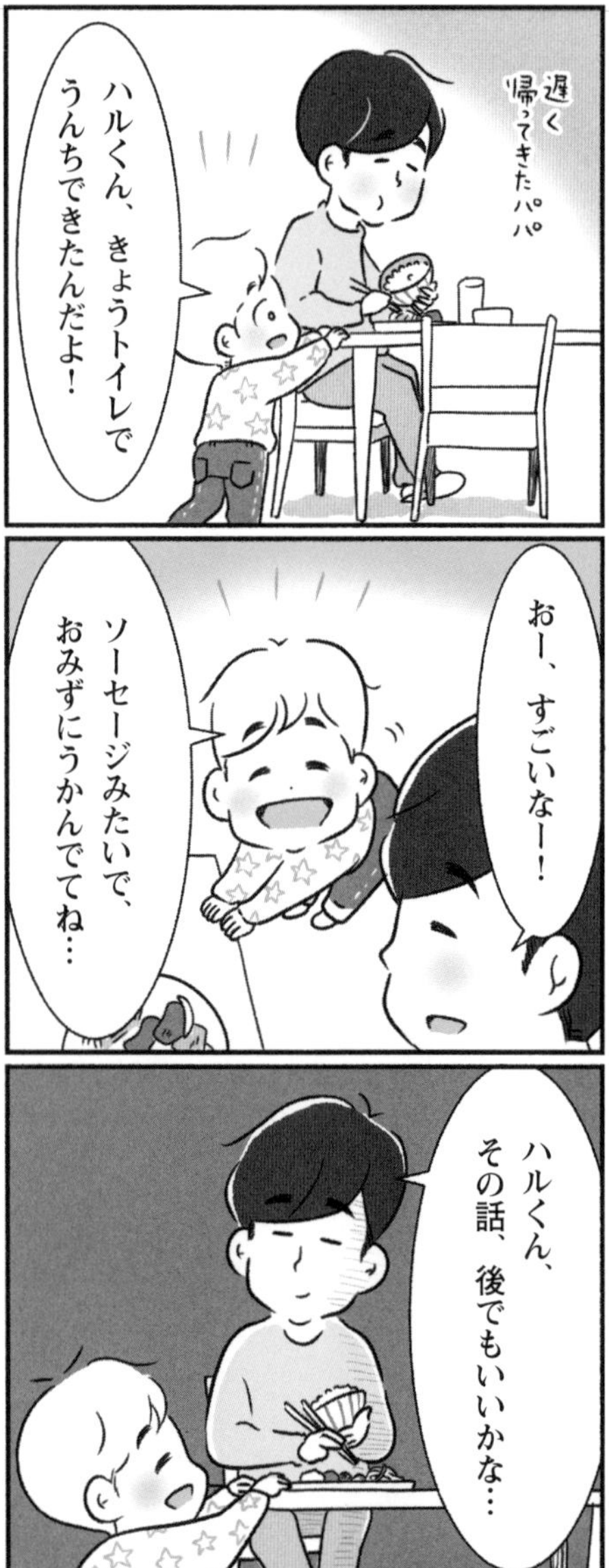

便秘や下痢は腸からの警告メッセージ

食べて、消化して、吸収して、出す。私たちは毎日それをくり返しています。健康を保つためには、この流れを崩さないことが非常に大切です。そして、その作業工程をほとんど引き受けているのが、腸と腸内細菌です。**腸と腸内細菌が健康にはたらいてくれているかどうか、その目安になるのが、うんちです。**

便通異常、すなわち便秘や下痢はどうして起きるのか、ご存じですか。

どちらも、食生活や生活習慣の乱れ、精神的ストレスなどが原因で腸内環境が悪化することで起こります。たとえばストレスを感じると、交感神経が緊張して腸のはたらきが悪くなり、善玉菌が減って悪玉菌が増えます。すると腸内細菌のはたらきが衰え、便をつくる機能が低下してしまうのです。

うんちの動くスピードが遅くなると、途中で水分が吸収されすぎて、うんちが固くなって便秘になります。逆に、暴走すると水分があまり吸収されないまま出てしまうので、下痢になります。ホルモンのちがいによって、女性は便秘になりやすく、男性は下痢になりやすいのですが、症状はちがっても原因は同じ。こうした便通異常が続くと、腸内細菌がどんどん減って、腸内フローラのバランスが乱れてしまいます。**便秘や下痢は、「今、調子がよくないよ」という腸からのメッセージなのです。**

トイレレコーディングで腸とコミュニケーションをしよう

ですから、子どもがトイレに行くたびに、いっしょにうんちを観察しましょう。色、形、固さ、ニオイ、量をチェックする習慣をつけるのはよいことです。

「いいうんち」とは、黄土色または黄褐色でバナナ状、練り歯磨きのような固さで、ニオイが少ないうんちです。最初は水に浮いて、じょじょに沈む重さが○。量は多いほどよく、ラクにスルッと出てくるのが理想的です。そんなうんちは、腸の力が十分に高く、免疫力が整っていることを表しています。こうしたうんちが一日一回以上出ていれば、言うことはありません。逆に色が黒ずんでいたり赤かったり、形が細切れだったり、コロコロに固かったり、ドロドロだったり、ニオイが強い場合は、食生活を見直す必要ありです。

もし子どもの便通が心配な場合は、**「トイレレコーディング」**をおすすめします。毎日食べたものと、どんなうんちが出たかを記録していくのです。**「こういうものを食べていると、こういううんちが出るんだ」ということがわかって、食生活の見直しに役立ちます。**そして、子どもの腸がどんな食べものが好きで、どんな食べものが嫌いなのかもわかります。睡眠時間やその日のできごとなども記録しておくと、生活リズムの腸への影響も見えてくるでしょう。

＼3才以降／

A

黄土色でニオイが少ないいいうんちがスルリと出るのは、腸内環境が整っている証拠。毎日の食事とうんちの状態を記録するのもおすすめです。

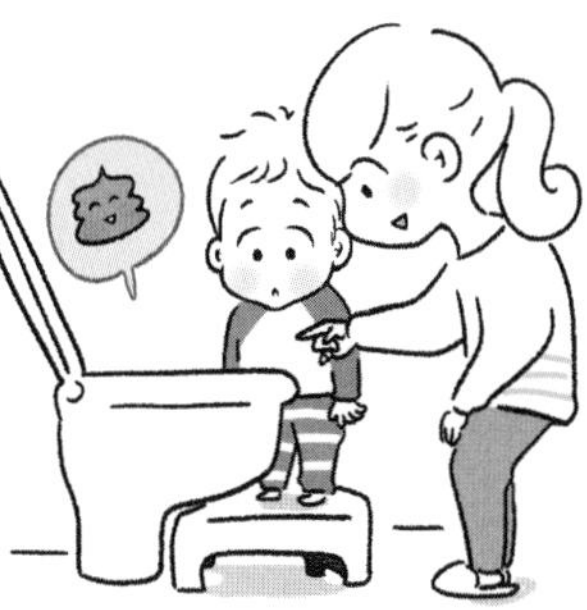

3才以降

Q 腸内環境と生活リズムって関係ある？

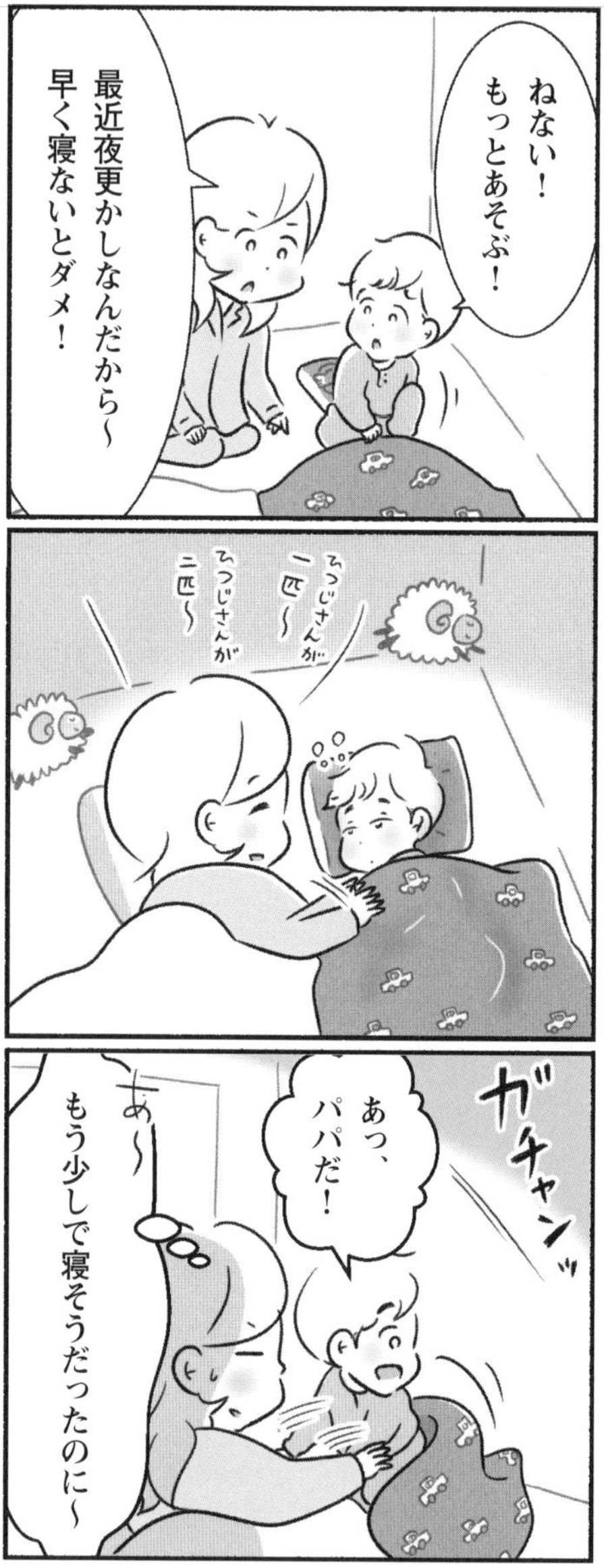
ねない！
もっとあそぶ！
最近夜更かしなんだから〜
早く寝ないとダメ！
ひつじさんが一匹〜
ひつじさんが二匹〜
ガチャンッ
あっ、パパだ！
あ〜
もう少しで寝そうだったのに〜

腸は副交感神経がはたらく夜に活動する

私たちの体の自律神経は、交感神経と副交感神経という正反対のはたらきをする2つの神経から成り立っています。昼間は交感神経をはたらかせて活動しやすくし、夜は副交感神経を優位にして疲労を回復することで、健康を維持できるしくみです。

腸は、交感神経が優位なときには活動が抑えられ、副交感神経が活発になると活動的になるとお伝えしました。つまり**腸がおもにはたらくのは、副交感神経が優位になる夜。**腸に元気にはたらいてもらうためには、腸の「時間割」を守って生活することが大切なのです。

朝ごはんを食べると、空っぽの胃に食べものが入ることで腸の大蠕動運動が起こり、排便が促されます。同時に、副交感神経優位だったのが交感神経優位に切り替わり、体が活動モードに。腸の活動は抑えられます。

夕方になって食事をとると、今度は副交感神経のスイッチがオンになり、腸が活動を始めます。

睡眠中、胃と小腸には蠕動運動とは別の「空腹期収縮運動」が起こります。胃や腸にある食べものの残りかすなどを、大腸の奥へと運び、胃腸をきれいにする動きです。大腸に運ばれた残りかすは、腸内細菌たちのはたらきによって分解され、うんちになります。**いうなれば、睡眠中は「消化管の清掃活動」の時間なのです。**

ところが夕食の時間が遅すぎると、この「空腹期収縮運動」がうまくはたらかず、眠っているときに胃腸が空っぽになりません。そうすると十分にうんちがつくられないうえに、朝、腸の大蠕動運動も起こりにくく、うんちが出ないということになります。夕食は、遅くとも就寝の2時間前にすませようといわれるのは、このためです。

体内時計に従って生活しよう

この腸の時間割と連動しているのが、私たちに備わっている「体内時計」です。体内時計とは、生命維持にかかわる生理的活動の一日のリズムをつくり出すシステムのこと。**朝になると目覚めて、夜になると眠くなるというサイクルを保つためには、「睡眠を促すホルモン」であるメラトニンのはたらきが大きく関わっています。**

メラトニンは、眠っている間にはたらきます。朝の光を浴びることで分泌が止まりますが、その約14～16時間後に再び分泌が活発になり、眠気を誘うように設定されています。ところが、夜になっても明るい環境にさらされるなど不規則な生活をしていると、体内時計が乱れて、メラトニンの生成や分泌がうまくいかなくなります。

このメラトニンはセロトニン（32ページ）からつくられるので、腸内細菌が減ってはたらきが衰えると、セロトニンが不足し、メラトニンも不足することになります。腸の状態と体内時計は、お互いに影響を与え合っているのです。

3才以降

A

腸内環境と生活リズムはおおいに関係があります。体内時計を意識しながら副交感神経が優位になるような生活を心がけましょう。

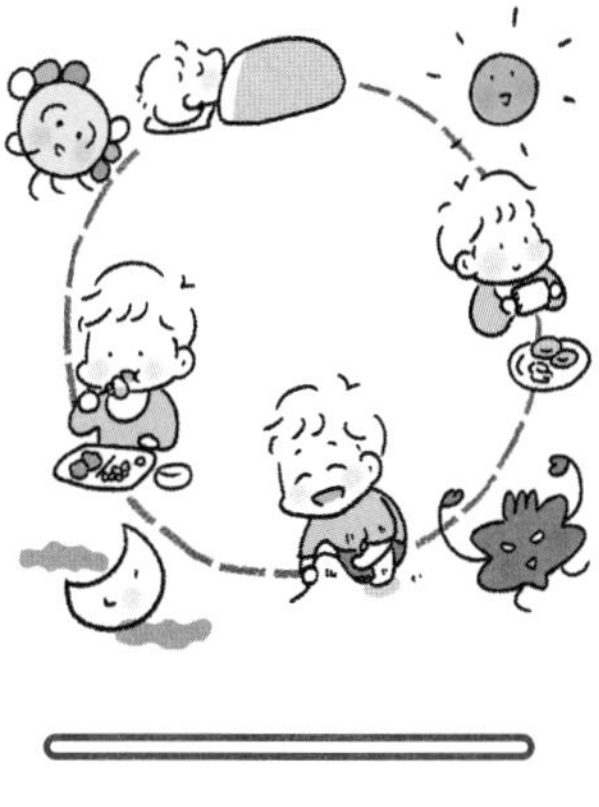

3才以降

腸内細菌の種類とはたらき

私たちのおなかの中に、200種類以上、100兆個が生息しているという腸内細菌。どんな菌がいるかは人によってちがいますが、おもな種類とはたらきを知っておきましょう。

善玉菌・悪玉菌・日和見菌の3つの種類がある

200種類以上いる腸内細菌は、そのはたらきによって大きく3グループに分けられます。善玉菌、悪玉菌、日和見菌の3グループです。

善玉菌

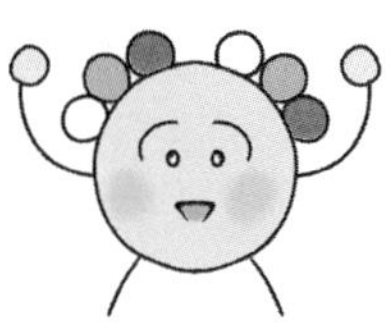

病原菌の繁殖を防ぎ、免疫を高める、消化吸収を促す、便の性質を改善するなど、体にいいはたらきをする

悪玉菌

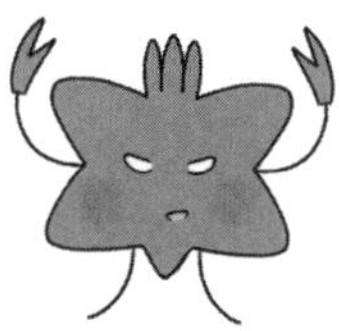

数が増えすぎると、下痢や便秘、肌荒れの原因になるなど体に悪さをはたらくが、体によいことをする菌もいる

日和見菌

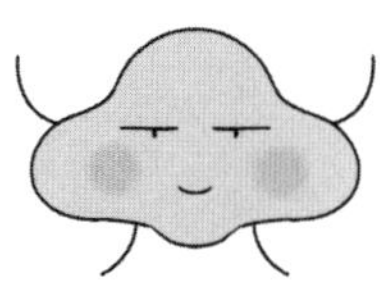

善玉菌が増えると善玉菌に加勢し、悪玉菌が増えると悪玉菌に加勢する。多くは土壌菌

3つの理想バランスは2：1：7

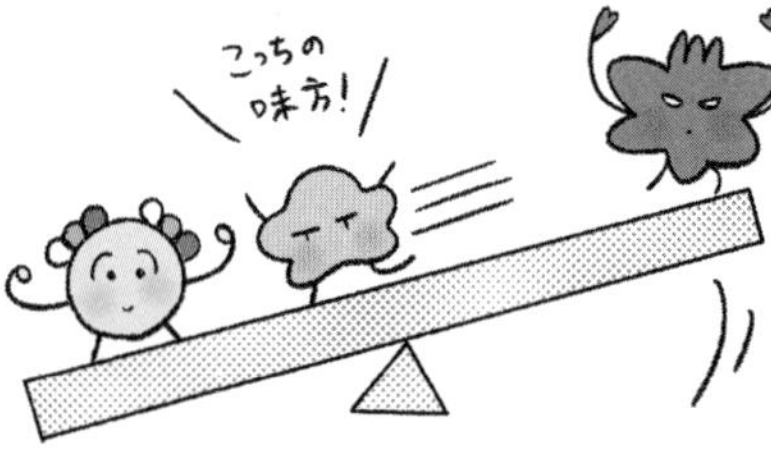

理想的な腸内環境のバランスは、善玉菌2割、悪玉菌1割、日和見菌7割ですが、食生活などによってバランスが変わります。善玉菌が優勢の状態を維持することが健康のカギです。善玉菌と悪玉菌はどちらも2割を超えることができないといわれていて、優勢なほうに加勢する日和見菌の重要性が注目されています。

OSARAI おさらい&まとめ MATOME

腸内細菌は大きく4つの「門」で構成される

生き物はすべて、界>門>綱>目>科>属>種で細分されます。たとえば人間は、動物界>脊索動物門>哺乳綱>サル目>ヒト科>ヒト属>ヒト種、というわけです。細菌(バクテリア)は大まかに分けて30門に分かれていますが、じつは、人間の腸内細菌はそのうちのほぼ4門のみで構成されています。私たちの体にいちばん多くすんでいるのは「フィルミクテス門」で、年をとると「プロテオバクテリア門」が増えます。

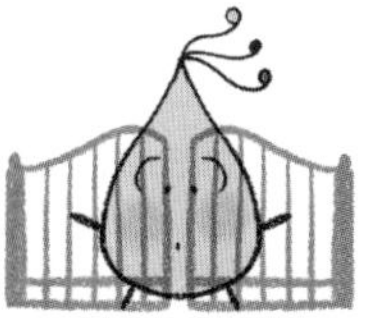

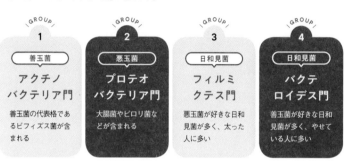

GROUP 1
善玉菌
アクチノバクテリア門
善玉菌の代表格であるビフィズス菌が含まれる

GROUP 2
悪玉菌
プロテオバクテリア門
大腸菌やピロリ菌などが含まれる

GROUP 3
日和見菌
フィルミクテス門
悪玉菌が好きな日和見菌が多く、太った人に多い

GROUP 4
日和見菌
バクテロイデス門
善玉菌が好きな日和見菌が多く、やせている人に多い

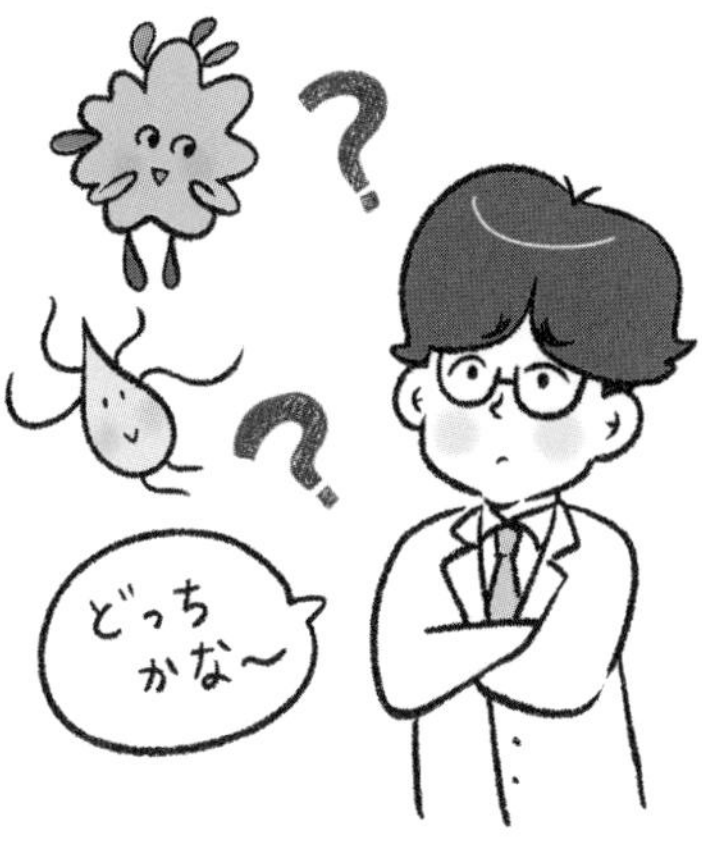

じつはまだ解明されていない菌が多い

腸内細菌の研究では、ここ数年で新しい発見が相次いでいます。今明らかになっている腸内細菌は200種ほどですが、まだまだ未知の菌がいることがわかり、最終的には3万種ほど見つかるのではないかともいわれています。培養が難しくてまだ解明されていない細菌も多く、善玉菌とも悪玉菌とも断言できない場合は、とりあえず日和見菌に分類されているのが現状です。

菌を選別して腸内バランスを守るのはIgA抗体

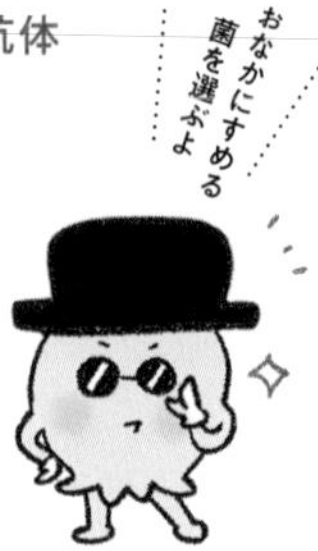

アレルギー物質や異物を追い出すためにはたらく物質として知られていましたが、近年、腸内環境を決める役割があることもわかってきました。

はたらき

体を病気から守るだけでなく、腸内に入ってきた菌を選別し、よい菌が優位になる環境へと導く

増やすには

母乳からもらうほか、漬物やキムチ、チーズ、ヨーグルトなど乳酸菌を継続的にとることでも分泌が増える

おもな善玉菌

ビフィズス菌

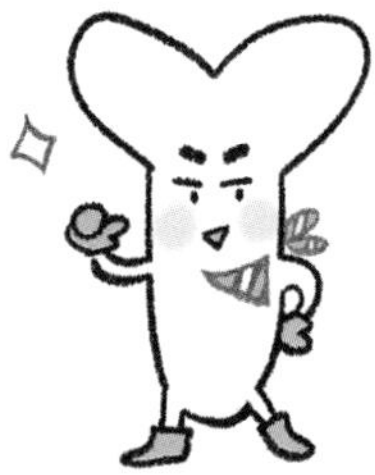

**強い殺菌力で
悪玉菌を抑える**

人の腸内(大腸)に最も多くすんでいる善玉菌。生後4日くらいからどっと増えて、悪玉菌の増殖を抑制。母乳のオリゴ糖から免疫系の発達に重要な短鎖脂肪酸をつくり出します。

はたらき

強い殺菌力で悪玉菌がすみづらい環境をつくり出して、病気の感染を防いだり、腸の蠕動(ぜんどう)運動を活性化して便秘を改善する

食事で増やすには

ビフィズス菌の入ったヨーグルトを継続してとる。食後にとることで効果が高くなる

乳酸菌

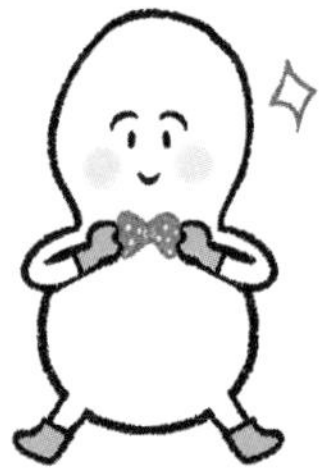

**おなかの調子を整え
アレルギーを改善**

ブドウ糖や乳糖などの糖類を分解して乳酸をつくり出す細菌の総称。腸の中を酸性にすることで、もともとすんでいるビフィズス菌を増やしたり、免疫細胞を活性化させたりします。

はたらき

有害な菌や雑菌の繁殖を抑えるので、整腸作用や免疫の活性化、アレルギーの改善などに効果がある

食事で増やすには

エサになるオリゴ糖や食物繊維をとったり、ヨーグルトや味噌、納豆などの発酵食品を継続してとる

おもな悪玉菌

ウェルシュ菌

腹痛や下痢を引き起こす

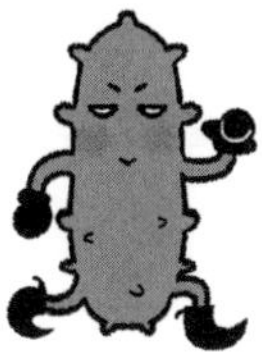

食中毒の原因として知られています。体外からたくさん摂取したり、体内で過度に増えると食中毒の原因に。

はたらき

腸内にある未消化の食物中のタンパク質などを腐敗させ、有害な物質やガスを発生させる

なぜ増える？

調理後しばらく放置していた肉類などを食べること。乳酸菌などの減少も原因に

大腸菌

多くは無害だが一部は病原性あり

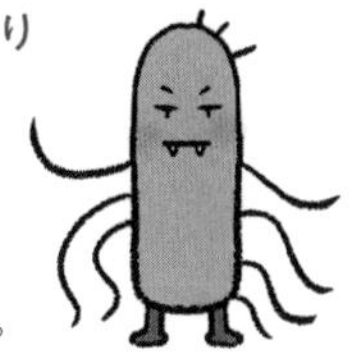

ほとんどの大腸菌は無害で、体にとって大切なはたらきもしていますが、一部の菌は、下痢や腸炎などの原因に。

はたらき

病原性大腸菌の外からの侵入を防いだりするが、数が増えすぎると下痢などの不調の原因に

なぜ増える？

肉を中心とした高たんぱく・高脂質の食事のとりすぎや、食物繊維などの不足により増加

日和見菌の２つのグループ

フィルミクテス門

エネルギーを脂肪として蓄える

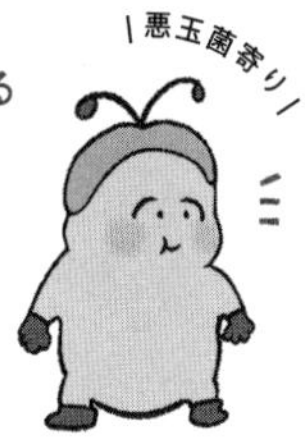

悪玉菌に味方しがちで、太っている人から多く検出されます。本来は、人が飢餓におちいったときにはたらく菌。

はたらき

わずかな食べものから多くのエネルギーをつくる。余ったエネルギーを脂肪として蓄える

増やすには

炭水化物や甘いもの、肉類、高カロリーで食物繊維の少ないものを食べると増える

バクテロイデス門

「ヤセ菌」として期待が集まっている

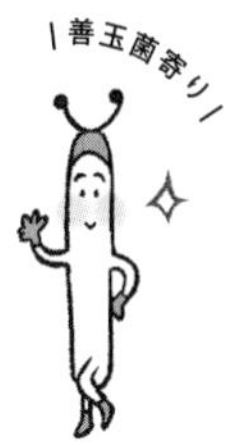

善玉菌寄りで、免疫力向上に役立っています。やせている人に多いので「ヤセ菌」として注目されています。

はたらき

短鎖脂肪酸をつくり出し、腸の動きをよくしたり、アレルギー反応の抑制、肥満防止など

増やすには

野菜や果物などを中心に、低カロリーで食物繊維の多いものを積極的にとる

腸にいい食べもの

腸内細菌を増やして、善玉菌優勢の腸内環境にするために、
役立つ食材を紹介します。
一日だけでなく、継続的に食べ続けることが大切です。

食物繊維

大腸を掃除してくれて、便をやわらかくしたり、
有害物質を追い出すなどよい効果がたくさん。
水に溶けるものと溶けないものの2種類があります。

水溶性食物繊維

水に溶けるとゲル状になり、腸内をゆっくりと移動。ビフィズス菌など善玉菌のエサになるうえ、肥満や炎症を防いでくれます。

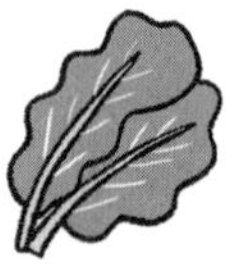
海藻

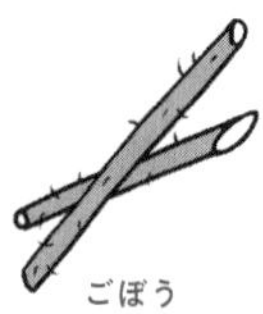
ごぼう

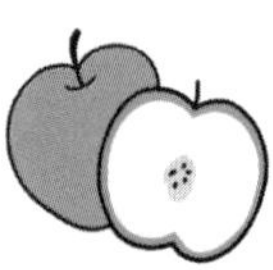
リンゴ

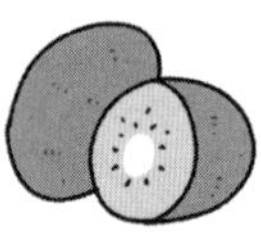
キウイ

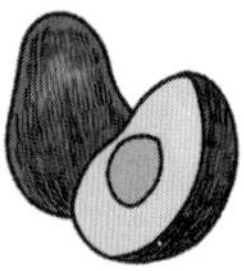
アボカド

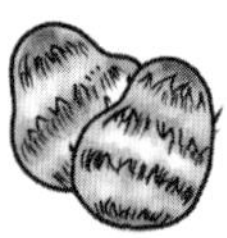
さといも

不溶性食物繊維

水分を吸収すると数倍～数十倍に膨れ上がり、便の量を多くしたり、腸の運動を盛んにしてくれます。肥満防止や便秘の予防・改善に効果が期待できます。

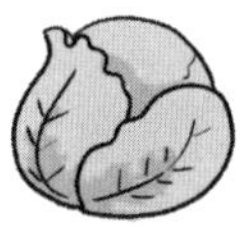
キャベツ

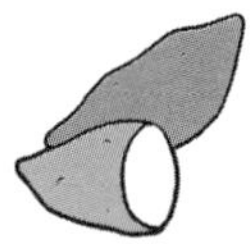
さつまいも

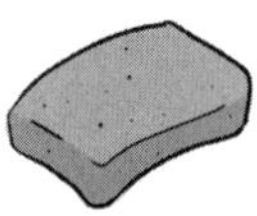
こんにゃく

玄米

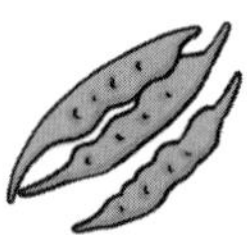
いんげん豆

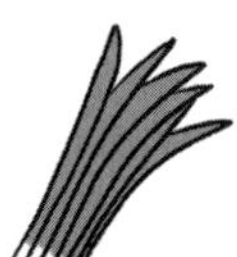
ニラ

《 発酵食品 》

昔ながらの日本食に多い発酵食品。発酵に関与した善玉菌が含まれています。
善玉菌は胃酸で死んでしまう場合も、生きて腸に届く場合もあります。

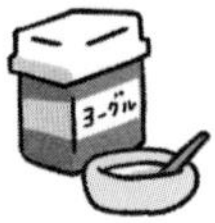

ヨーグルト

乳酸菌、ビフィズス菌などが含まれている

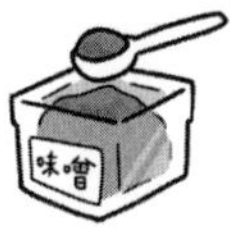

味噌

麹菌、酵母菌、乳酸菌の3つの善玉菌をとれる

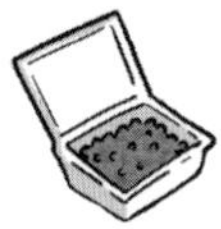

納豆

納豆菌は熱や胃酸につよく生きて腸に届きやすい

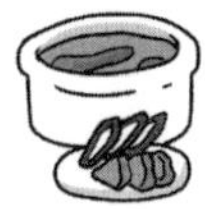

ぬか漬け

乳酸菌や酪酸菌などさまざまな善玉菌が含まれる

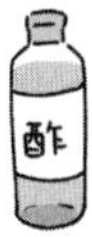

酢

免疫を整える働きがある酢酸菌を使って製造される

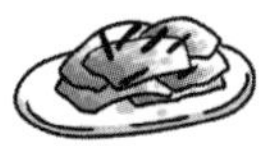

キムチ

生きたまま腸に届く「植物性乳酸菌」がたっぷり含まれている

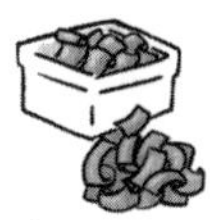

かつおぶし

鰹節菌という麹菌を使って発酵させている（本枯節）

《 きのこ類 》

水溶性食物繊維の一種であるβ-グルカンが豊富に含まれていて、免疫力を活性化。アレルギーを抑制したり、がん細胞の増殖を防ぐといわれます。

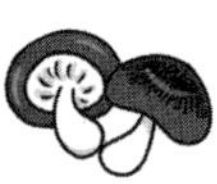

しいたけ

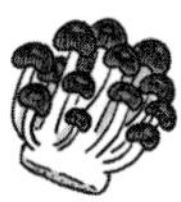

しめじ

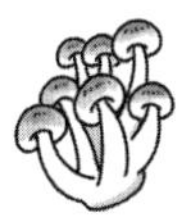

なめこ

《 オメガ3脂肪酸 》

腸の中の炎症を抑え、善玉菌が増えやすい腸内環境に整えてくれます。体の中で合成できないので食事からとる必要あり。

アマニ油

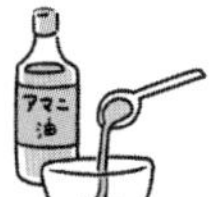

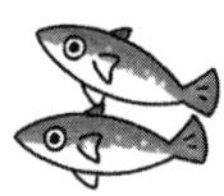

青魚

《 オリゴ糖 》

ビフィズス菌などのエサとなって善玉菌を増やす効果があり、ヨーグルトなどといっしょにとると相乗効果が期待できます。とりすぎると便がゆるくなることも。

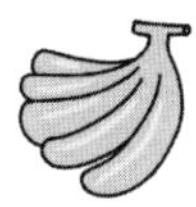

バナナ

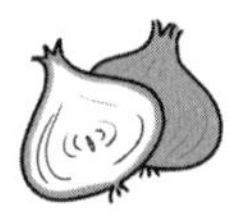

たまねぎ

とうもろこし

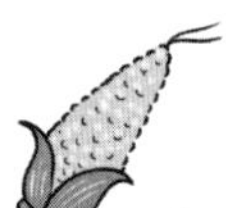

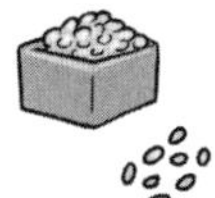

大豆

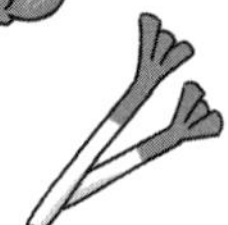

長ねぎ

よいうんち・悪いうんち

**うんちは、腸内細菌からのメッセージのようなもの。
腸の中は見ることができませんが、うんちを観察することで、
腸内の状態がわかります。**

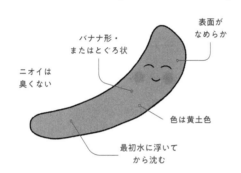

《理想のうんち》

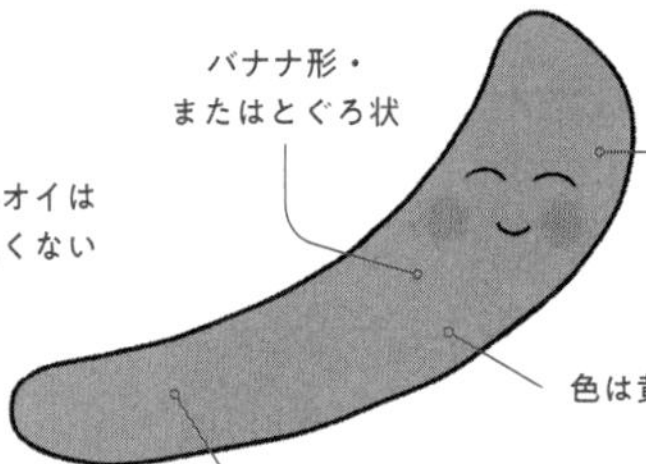

バナナのような形もしくは蛇のようなとぐろを巻くうんちで、やや黄色がかった茶色が理想的なうんちです。こんなうんちがおしりからスルッと出ていれば、腸内細菌のバランスが整っていて、腸内で消化・吸収するスピードも正常な状態と考えられます。

《月齢によるうんちの変化》

生まれたてから離乳食完了前の赤ちゃんのうんちは、大人とはずいぶんちがいます。それぞれの時期のうんちの特徴を知っておきましょう。

生まれたて ▶▶ 授乳期 ▶▶ 離乳食期

生まれたて：黒くてどろっとした「胎便」

生まれたばかりの赤ちゃんは、黒くてどろっとした「胎便」を数回に分けて出します。お母さんのおなかにいたときに、腸管内にたまった不用な成分で、ニオイはありません。

授乳期：緑色や黄色

じょじょにうんちの色が変わっていきます。母乳を飲む赤ちゃんのうんちは、やや緑がかった色で、ゆるめ。ミルクを飲む赤ちゃんのうんちは、濃い黄色や小麦色でやや固め。

離乳食期：食べものの色が出ることも

色が茶色に変化していき、少しずつ固くなっていきます。消化機能が未熟なので、食べたものの色がそのまま出てドキッとすることがありますが、たいていは心配ありません。

うんちのチェック

うんちの色や形だけでなく、排便の頻度、出しやすさやニオイなども、
調子がいいかどうかのバロメーターになります。

CHECK 1	CHECK 2	CHECK 3
ラクに出せた？	**前回のうんちからどのくらい？**	**ニオイは？**
ほとんど力を入れずに、ラクにスルリと出るのが理想です。力を入れないと出ないのは、便秘気味のサイン。	出ない日があっても、心配しすぎる必要はありませんが、三日以上出ないようなら食生活の改善が必要かも。	悪玉菌が増殖して腸内環境が悪化してくると、うんちは臭くなります。かすかににおう程度なら問題なし。
😊 力まずにスルッと出せた	😊 一日以内	😊 なし
🙂 少し力を入れた	🙂 二日以内	🙂 少しにおう
☹ かなり力んだ	☹ 三日以上	☹ 臭い

うんちの状態（離乳食完了後）

うんちの状態をチェックするための指標を「ブリストルスケール」といいます。
消化管を通過するのに時間がかかるほど、うんちは固くなり便秘気味に。

［消化管の通過時間］

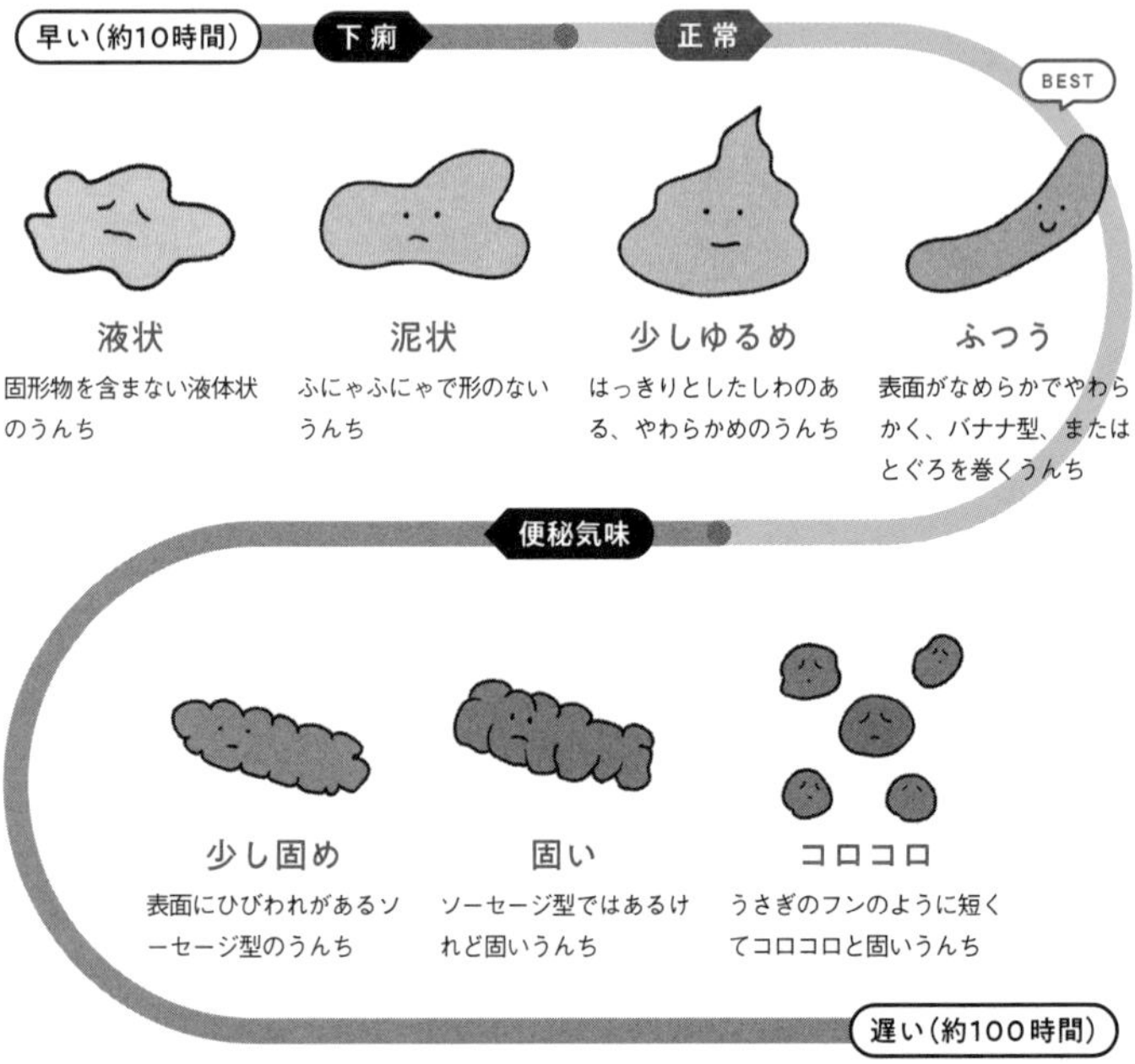

早い（約10時間）
下痢
正常
BEST
液状
固形物を含まない液体状のうんち
泥状
ふにゃふにゃで形のないうんち
少しゆるめ
はっきりとしたしわのある、やわらかめのうんち
ふつう
表面がなめらかでやわらかく、バナナ型、またはとぐろを巻くうんち
便秘気味
少し固め
表面にひびわれがあるソーセージ型のうんち
固い
ソーセージ型ではあるけれど固いうんち
コロコロ
うさぎのフンのように短くてコロコロと固いうんち
遅い（約100時間）

うんちの色

うんちの色が黄色っぽいのは、胆のうを通るときに胆汁と混ざるため。
黒、白などの色は、病気のサインかもしれないので気をつけて。

黄土色 BEST
やや黄色っぽい茶色のうんちならOK。善玉菌が多く、健康な証拠

白・灰色
乳児期の白いブツブツは、脂肪分が他の成分と反応してできた固まりなので、心配なし。灰白色が長く続く場合は受診を

赤色
離乳食完了前なら、にんじんやトマトの色がそのまま出ただけという場合もある

黒色
血の混じった黒いうんちは、消化管からの出血が疑われるので早めに受診しよう

PART

3

子どもに教えたい「菌育」

子どもの生活と菌を結びつける

お父さんやお母さんだけでなく、子ども自身が菌について正しい知識をもつことは、これからの人生で子どもが幸せになるために欠かせません。

私たちのおなかの中にはたくさんの菌たちがいて、彼らがはたらいてくれるから健康でいられること、いい菌も悪い菌もなくてはならない存在であることを伝え、上手なつき合い方を教えていくことは、私たち大人の義務ではないかと考えます。

起きて、食べて、遊んで、トイレに行って……そういう何気ない生活行動のなかで、菌の存在やはたらき、腸の大切さについて話せるチャンスは、たくさんあるはずです。何かにつけて「これも菌のおかげなんだよ」「こうすると腸が喜ぶよ」と気軽に話題にする習慣をつくれるとよいですね。「勉強」ではなく、体験しながら自然に菌についての正しい知識をもつことができたなら、こんなにいいことはありません。

私たちが食べたものは菌たちのごはんになる

なかでも食事の時間は、菌の話をするのにうってつけです。子育てにおける「食育」の大切さは、今さら言うまでもありませんが、そこに「菌育」の要素を加えることで、小さいお子さんにもより伝わりやすく、効果的になるはずです。

一日3回、しっかり食事をとることは食育の基本です。それを伝えるために、**「あなたが食べたものは、あなたの体をつくるだけでなく、おなかの中にいる菌たちのごはんになるんだよ」**と説明してみてはどうでしょう。カブトムシにエサをあげるのと同じように、おなかの中の菌たちにもエサをあげないといけないんだと、理解するはずです。

「おなかにいる菌たちは、あなたが食べたものから栄養をもらって生きているの。でも、ちゃんと食事をしないと、菌たちは力が出なくてしっかりはたらけない。菌とあなたはお互いに助け合って生きているから、あなたも元気に遊べなくなったり、病気になってしまうかもしれないよ」

そのうえで、「いい菌たちが好きなものをたくさん食べることで、もっともっと元気になれる」ことも伝えたいものです。

たとえば食卓に並んだ献立のなかで、食物繊維や発酵食品については**「これはいい菌た**

ちが喜ぶ食べものだよ」と教えてあげることは、たんに「好き嫌いはダメ」と言うよりも、効果があるはずです。

逆に、ハンバーガーやピザなどの「カタカナ食品」や甘すぎるおやつは、「悪い菌たちが好きなものだから、食べすぎないようにしようね」と伝えます。少し大きくなったら、添加物が腸内細菌のバランスをくずす可能性があることも、伝えたいものです。

よく噛んで、ゆっくり食べる

スナック菓子やファストフードなど、よく噛まなくても口に入れただけでおいしく感じる食品がたくさん出回っています。しかし近年になって、「噛む力」を保つことが、健康にとってたいへん重要であることがわかってきました。

よく噛むことで、満腹感を得られるので食べすぎを防げます。歯茎にいい効果があるので、歯周病の予防にもなります。脳の前頭前野と海馬が活性化され、記憶獲得指数が上昇するともいわれています。しかしいちばんのメリットは、唾液をたくさん出せることです。

唾液には母乳にも含まれる「ラクトフェリン」という物質が含まれていて、虫歯菌や歯周病菌などの繁殖を抑えると同時に、口に入ってきた病原体の体内への侵入も阻止してくれます。体の入り口で有害な菌やウィルスを食い止めることは、腸内環境を整えることにもつながります。さらに唾液に含まれている、カタラーゼやスーパーオキシダーゼなどの酵素は、発がん物質を抑えるはたらきをします。

食べものをよく噛んで食べることが、悪い菌たちの退治につながること、そして、「噛まなくても食べられる」ものをよい菌たちが喜ばないことも、子どもに伝えたいものです。

たくさん噛むことは、時間をかけてゆっくり食べることにつながります。腸内細菌に元気にはたらいてもらうためには、副交感神経を優位にすることが必要です。食べること自体が副交感神経を活発にさせますが、ゆっくり食べることで、その効果はさらに高まります。テレビのほうを向いて食べるのではなく、家族が向かい合って食べることで、大人がお手本を見せることができ、子どもの食べ方を確認することもできます。

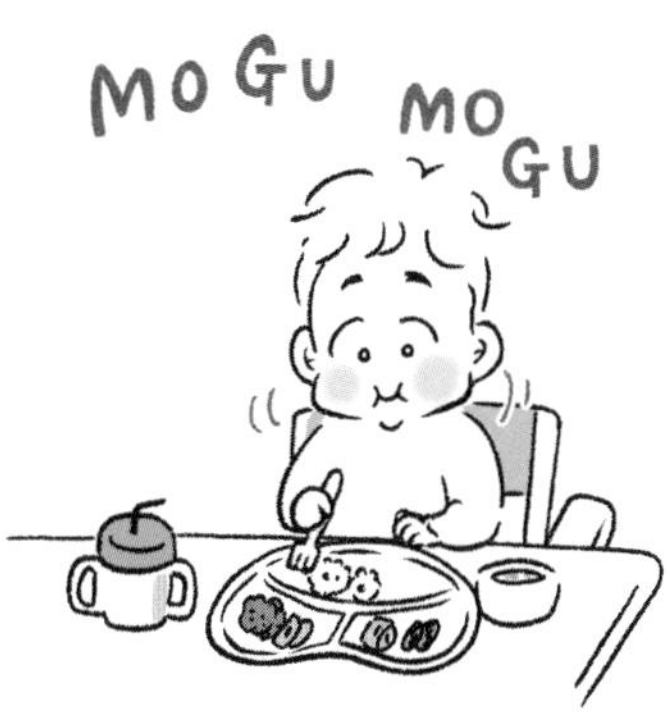

うんちの習慣

トイレでうんちができるようになると、子どもはうんちにつよい興味をもちます。「うんち」という言葉を聞くと大喜びしたり、自分でも「うんち」を連呼して大喜びしたり。そんなときに「汚いからやめなさい！」などと叱ったりしないでください。うんちの大切さについて話をする、いい機会です。「うんちって不思議だよね、どうして出るんだと思う？」と、話しかけてみてはどうでしょう。

「食べたものは体の栄養になったり、菌たちのエサになるけれど、その残りはいらないものだから、ずっとおなかに入れておくと病気になってしまう。だから、菌たちがいらないものをうんちに変えて、外に押し出してくれているんだ。うんちは、菌たちがおなかの中でたくさんはたらいてくれている証拠。毎日うんちが出るのは、菌たちが『元気だよ』とあなたに教えてくれているんだよ」。こんなふうに、わかりやすく伝えられるといいですね。

おなかの中にいい菌がたくさんいるかどうかは、うんちの色や形、量を見ればわかるのだということも、子どもにぜひ知っておいてほしいことです。１００点満点のうんちがどういうものなのか、うんちが登場する絵本などを見せると伝えやすいでしょう。

子どもがうんちをしたら、いっしょに観察する習慣をつくりましょう（168、180ページ）。**「いいうんちだね！　おなかの中に、いい菌がいっぱいいるんだね」「たくさん出てよかったね」**と喜んだり、**「ちょっと臭いね。悪い菌が好きなものを食べすぎちゃったかな」**などと会話ができるといいですね。うんちが、おなかにいる菌たちからの大切なメッセージなんだと思えるように、気をつけて言葉をかけたいものです。

菌との上手なつき合い方を教えよう

子どもたちが大好きな「アンパンマン」には、「ばいきんまん」という宿敵がいます。石けんが大の苦手で不潔なばいきんまんは、いつも悪いことばかりしてアンパンマンたちを困らせます。しかしばいきんまんは、たま～にいいこともするのです（アンパンマンと協力して、赤ちゃんを助けたことがあります）。それに、もしばいきんまんという悪友がいなくなったら、アンパンマンはとても寂しくなるし、元気がなくなってしまうでしょう。

「いい菌と悪い菌、両方がいるから、私たちは元気でいられるのだ」ということを、ばいきんまんは私たちに伝えてくれているのかもしれません。

しかし日常生活で私たちは「これはばい菌がついてるからさわっちゃダメ！」などと口にすることがよくあります。こういったことから、「菌＝悪いもの」という偏見をもって育つ子どもも多いのではないでしょうか。

大人が、消毒液や殺菌剤を多用して清潔すぎる生活をしていると、子どももそれをマネするようになります。汚いものを排除する生活は、菌を排除することになり、ひいては免疫力を下げることにつながってしまいます。

菌は、私たちにとってなくてはならない存在です。病原体を退治して体を守ってくれたり、体調を整えるためにはたらいてくれたり、暴走しがちな脳をコントロールしたり、明るい気持ちですごせるようにしてくれます。菌を一切排除したら、健康な生活を送ることはできません。いっぽう菌たちも、私たちが元気でいなければ生きていくことができません。子どもに教えたいのは、菌といっしょに生きることの大切さです。

腸内細菌のことをいつも考えながら生活することで、子どもは健康を維持しながら、安定した幸せな人生を送れるようになるにちがいありません。

子どもといっしょに、「菌が喜ぶ生活」をしましょう。
それは、こういう生活です。

- 3食きちんと食べる
- よく噛んで食べる
- 甘いものを食べすぎない
- 消毒液や殺菌剤を使いすぎない
- 自然の中で楽しく遊ぶ（土とふれ合う）
- いろいろな人とふれ合う
- ゆっくり呼吸をする
- お日さまの光を浴びる
- 運動をする
- ときどき大笑いする

「私たちが菌が喜ぶ生活をすることで、菌も私たちにいいことを返してくれる」と子どもに教えることは、親ができる最高の教育といえるでしょう。

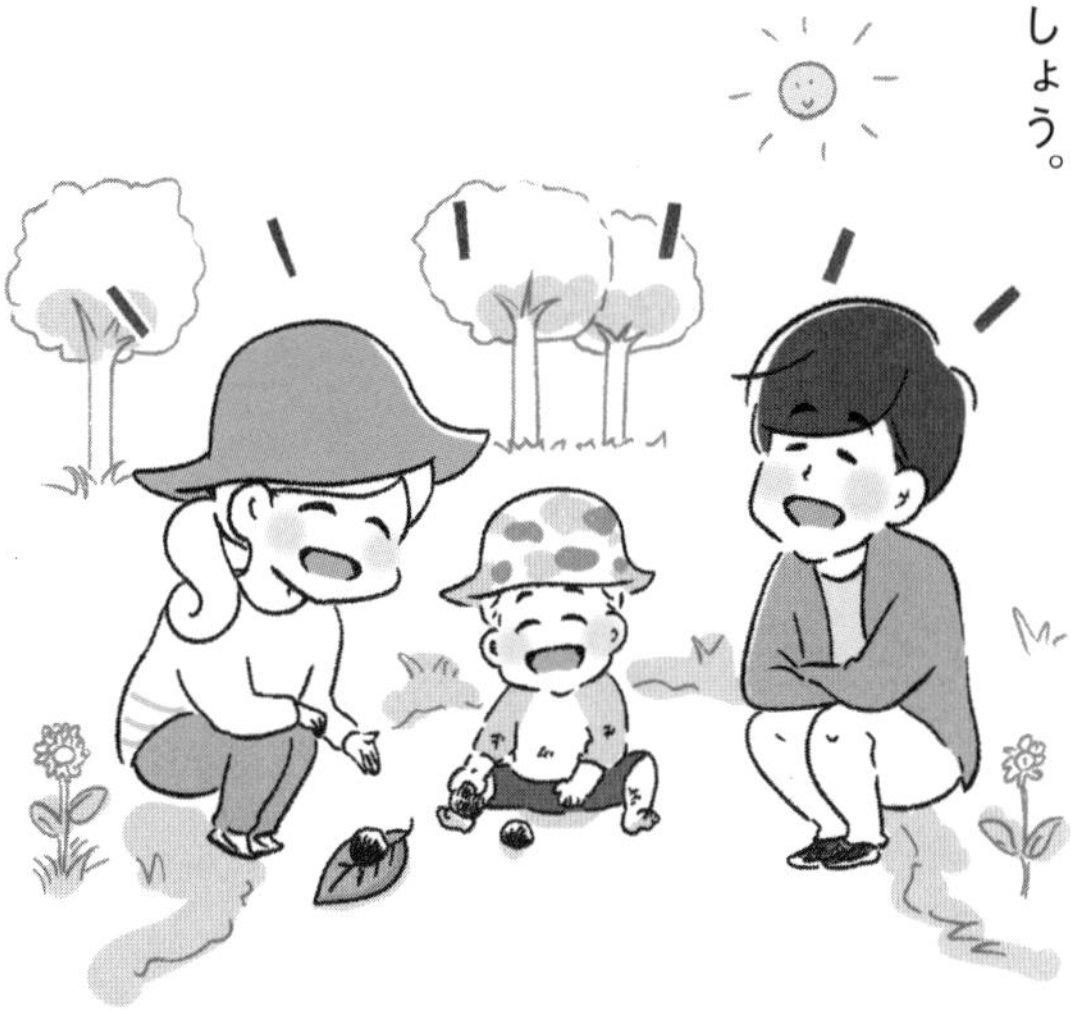

監修

藤田紘一郎 ふじた こういちろう

1939年、旧満州生まれ、東京医科歯科大学卒業、東京大学医学系大学院修了、医学博士。テキサス大学留学後、金沢医科大学教授、長崎大学医学部教授、東京医科歯科大学教授を経て、現在、東京医科歯科大学名誉教授。専門は、寄生虫学、熱帯医学、感染免疫学。1983年寄生虫体内のアレルゲン発見で、小泉賞を受賞。2000年、ヒトATLウイルス伝染経路などの研究で日本文化振興会・社会文化功労章、国際文化栄誉賞を受賞。主な著書に、『50歳からは炭水化物をやめなさい』（大和書房）、『脳はバカ、腸は賢い』（三笠書房知的生きかた文庫）、『腸をダメにする習慣、鍛える習慣』（ワニブックスplus新書）など多数。

マンガ・イラスト

大日野カルコ おおひの かるこ

1979年、兵庫県生まれ。1997年マンガ雑誌にて、4コマ漫画でデビュー。2011年、大日野カルコに改名しフリーランスへ。コミカルな作風を生かし、メンタル系エッセイマンガ、マンガInstagram（@karukoohino、@fumitokicha）など幅を広げて活動中。主な著書に『39歳、私いつまでこのまんま？　アラフォーからのマインドリセット』（イースト・プレス）、『意識低い系ヨガのすすめ　ヨガを始めたら自分を好きになれました』（ナツメ社）など。

STAFF

アートディレクション／川村哲司（atmosphere ltd.）

デザイン／吉田香織（atmosphere ltd.）

DTP／谷川のりこ

校正／鷗来堂

編集協力／臼井美伸（ペンギン企画室）

子どもの幸せは腸が7割

3才までで決まる！ 最強の腸内環境のつくりかた

監修者　藤田紘一郎

発行者　若松和紀

発行所　株式会社 西東社

〒113-0034　東京都文京区湯島2-3-13

https://www.seitosha.co.jp/

電話　03-5800-3120（代）

※本書に記載のない内容のご質問や著者等の連絡先につきましては、お答えできかねます。

ISBN 978-4-7916-2927-5